プライマリ・ケアの現場でもう困らない！

止まらない"せき"の診かた

著 田中裕士

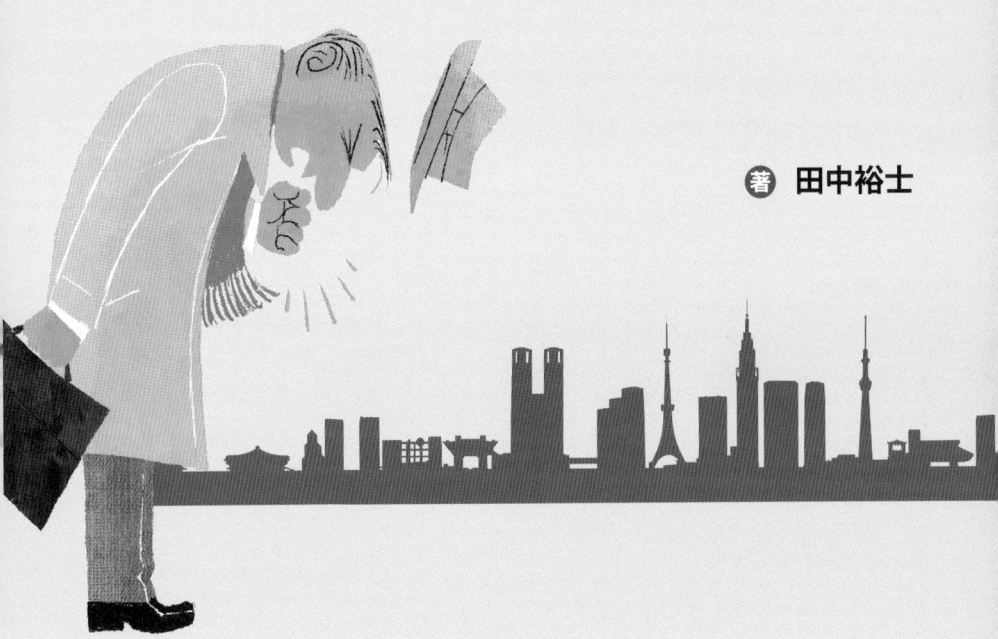

南江堂

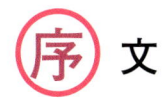文

「先生，"せき"だけが止まらないのです」．

この言葉を何度外来で耳にしたことでしょうか．難病ならまだしも"せき"すら止められない……．医師としての無力感が心に去来します．そこで，胸部X線で明らかに異常がない"せき"を，プライマリ・ケアでどこまで鑑別できるのか，挑戦してみたくなりました．

本書は，必ずしもガイドラインやエビデンスに基づいたものばかりではなく，呼吸器専門医である筆者の経験に基づいたものや，現在進行形の研究内容も一部に取り込んでおり，最新の情報を記載しています（当然のことですが，1年経過すれば古い知識になっていたり，考え方が大きく変わり，これまでの記載が間違いになることもあります）．

今回，呼吸器が専門ではないプライマリ・ケア医における診療や研修医の外来診療，さらにパラメディカルの研修の参考にもなるよう本書を企画しました．

筆者は外来で，まず初診時の問診や診察，各検査をきちんと行ったうえで，精密呼吸機能，気道過敏性試験，胸部CTなどの精密検査により仮の診断をつけ，さらに治療経過を確認しながら診断を確定させています．このような経験の積み重ねから，本書では上述の読者対象を念頭に，基本といえる初診時の問診や診察をはじめとした診断の流れから，治療方針の考え方に至るまで，できる限りわかりやすく解説しました．また，忙しい方にも要点をつかみやすいように，各項の冒頭にエッセンスやポイントをまとめる工夫を施しました．読者の皆様に手軽に読める本として活用いただけますと幸いです．

最後になりましたが，本書の企画から出版に至るまで尽力いただいた南江堂の平野萌氏，矢﨑純子氏に深謝いたします．

2016年8月

  NPO法人札幌せき・ぜんそく・アレルギーセンター理事長
医療法人社団潮陵会 医大前南4条内科院長

田中 裕士

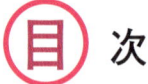

目次

はじめに―どうしてこんなに "せき" が止まらなくなったのか？ …… 1
2週間以上の咳嗽鑑別フローチャート …… 6
8週間以上の慢性咳嗽鑑別フローチャート …… 8

第1章　問診で絞り込む3つの診断ポイント　10

- Ⓐ 好発時間：咳嗽の起こりやすい時間帯でどこまで絞れるのか？ …… 13
- Ⓑ 喀痰の有無：乾性咳嗽と湿性咳嗽では異なる …… 20
- Ⓒ 持続時間・期間で異なる咳嗽 …… 25
  - Column　診断の落とし穴 …… 26

第2章　頻度の高い順で考えよう："せき" のタイプ別鑑別診断と治療総論　30

- Ⓐ 感染および感染後の咳嗽 …… 30
- Ⓑ 花粉飛散時期，ほこり吸入後の咳嗽 …… 37
- Ⓒ 呼吸困難を伴う咳嗽 …… 42
- Ⓓ 何年も続いている咳嗽 …… 46
  - ❀ 症例1　10年以上継続した軽度乾性咳嗽（91歳，女性）…… 49

第3章　問診の肝！過去の治療内容と症状からわかる本当の診断　51

iv

第4章 診断がつけば容易に止まる咳喘息だが　57

第5章 意外に多いアレルギー性鼻炎・副鼻腔炎・咽喉頭炎に伴う"せき"　74

- Ⓐ アレルギー性鼻炎・副鼻腔炎・咽喉頭炎 …………………… 74
- Ⓑ 好酸球性副鼻腔炎 ………………………………………………… 80
- Ⓒ 細菌性鼻炎・副鼻腔炎 …………………………………………… 85

第6章 長引く"せき"を起こす感染症　89

- Ⓐ 治療が遅れると止まらない百日咳 ……………………………… 89
- Ⓑ マイコプラズマによる集団感染，重症化，細気管支炎 ……… 96
- Ⓒ 軽症でだらだら続く副鼻腔気管支症候群 ……………………… 106
- Ⓓ 最後に気づく気管支結核 ………………………………………… 116
  - 症例1　手遅れの百日咳治療（43歳，女性）………………… 93
  - 症例2　救急外来での失敗例（34歳，男性）………………… 101
  - 症例3　吸入配合薬で咳が止まらない（16歳，女性．学生）… 112
  - 症例4　喘息と気管支結核（46歳，女性）…………………… 119
  - 症例5　基礎疾患のない気管支結核（31歳，男性）………… 120

第7章 無視できないPM2.5，黄砂，酸性霧による"せき"の悪化　126

第8章　心因性咳嗽の見破り方：薬が効かない待合室，診察室での耳障りな"せき" … 137

- 症例1　家庭内暴力が原因（10歳，男子．小学生） … 139
- 症例2　夫婦仲の悪さが原因（70歳代，女性） … 140
- 症例3　咳嗽の原因が変わる症例（16歳，女子．高校生） … 142
- 症例4　Asperger症候群の咳嗽（29歳，男性） … 144

第9章　仕事場での"せき"（職業性咳嗽） … 147

- 症例1　基礎疾患にアレルギー性鼻炎あり（31歳，女性） … 152
- 症例2　既往に小児喘息あり（53歳，女性） … 153

第10章　新築・リフォーム後の家，タバコや線香の煙などで起こる"せき" … 156

- 症例1　家族同時発生の咳嗽（40歳代，女性） … 157
- 症例2　学校がシックビルディング（10歳代，男子．高校生） … 160

第11章　困ったときの漢方治療 … 162

- 症例1　西洋薬に副作用の出る症例（20歳代，男性） … 167

索　引 … 170

豆知識

- 薬剤性間質性肺炎初期における咳嗽 ………………………………… 44
- cough hypersensitivity syndrome（咳感受性亢進症候群）は
  まだ新しい概念 ……………………………………………………… 62
- マイコプラズマ感染後の新たな咳嗽の考え方 ……………………… 104
- マイコプラズマ細気管支炎 …………………………………………… 105
- PM2.5などの粒子状物質と健康被害 ………………………………… 129
- チック障害と心因性咳嗽 ……………………………………………… 145
- organic dust toxic syndrome ………………………………………… 151
- 腹圧性尿失禁 …………………………………………………………… 155
- 「証」とはどのようなものか？ ……………………………………… 164

謹告

著者ならびに出版社は，本書に記載されている内容について最新かつ正確であるよう最善の努力をしております．しかし，薬の情報および治療法などは医学の進歩や新しい知見により変わる場合があります．薬の使用や治療に際しては，読者ご自身で十分に注意を払われることを要望いたします．

株式会社 南江堂

はじめに｜どうしてこんなに"せき"が止まらなくなったのか？

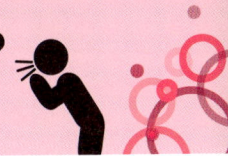

① 昔の"せき"と今の"せき"の原因の大きな違い

　筆者が医師になった30年以上前には，こんなに多くの患者さんが長引くせき（咳嗽）で医療機関を受診することはありませんでした．原因がわからずドクターショッピングを繰り返すのも最近の傾向であり，医療費の損失も膨大です．2013年に筆者らが行った日本でのインターネットを用いたアンケート調査[1]では，咳嗽で医療機関を受診する患者さんは回答者のうち約半数で，咳嗽が1ヵ月以上継続していたのは2～4%でした．また欧州29ヵ国で行われた同様の調査[2]では，回答者の7割が咳嗽のため3回以上医療機関を受診し，うち診断がついたのは約半数でした．

　昔の咳嗽の原因疾患は呼吸器感染症，慢性副鼻腔炎，まれに喘息でしたが，長期に咳嗽が続く場合には結核でした．つまり，**昔は長引く咳嗽の原因は感染症が多かった**のです．その後結核は減少し，咳嗽といえば悪性腫瘍，慢性閉塞性肺疾患（COPD）などが徐々に増加してきました．しかし最近の傾向として，3週間以上続く咳嗽の原因を全国7施設で行った結果[3]では，咳喘息と咳優位型喘息で合わせて6割以上を占めており，**咳嗽の二大原因は感染症とアレルギー疾患**となってきています．

② なぜ"せき"が嫌われるのか

　日本での咳嗽に対する患者意識調査[4]では「人前でせきをするのが恥ず

かしい」,「ほかの人に迷惑がかかる」,「職場ではせきをしづらい」といった回答が上位を占めていましたが,プライマリ・ケアを受診する大きな原因としては「せきで夜眠れず仕事に影響するので止めてほしい」という訴えがもっとも多いです.そのため,医師は咳嗽を早期に止めてあげなくてはなりません.患者さんが医療機関を受診するのは,①治療法を教えてほしい,②原因の究明,③自分自身でできる対応を知りたい,という大きく3つの理由によります.しかし,プライマリ・ケアの現場では咳嗽で精密検査を行うことはまれで,検査可能な施設は数少ない専門病院に限定されます.プライマリ・ケアでは,**現実的には診断的治療が主体**となっています.ほとんどの場合,感冒薬または喘息薬が投薬されており,それでも咳嗽が止まらず次の医療機関を受診することが多いです.そこで,筆者は咳嗽を専門にリサーチする機関としてNPO法人 札幌せき・ぜんそく・アレルギーセンターを2012年に設立し,感染症とアレルギーの両輪で臨床的研究を行うことにしました.

③ "せき"の診かた・治しかたの難しさ: その都度,咳嗽の原因が微妙に異なる

咳嗽は,

> ① 3週間以内に改善する急性咳嗽
> ② 3～8週間継続する遷延性咳嗽
> ③ 8週間以上継続する慢性咳嗽

の3つに国際分類されています(図1)[5].急性咳嗽のほとんどは感染症であり,感冒などのウイルス感染,細菌感染への対症療法で十分ですが,最初からアレルギー性の咳喘息やアレルギー性鼻炎による咳嗽の場合もあります.慢性咳嗽ではアレルギー疾患が主体で,時折呼吸器疾患や結核が混在しています.診断で一番難しいのが遷延性咳嗽です.さらに診断に困る原因の1つに,**咳嗽の原因は時期によってそれぞれ異なる**ことがあげられます.た

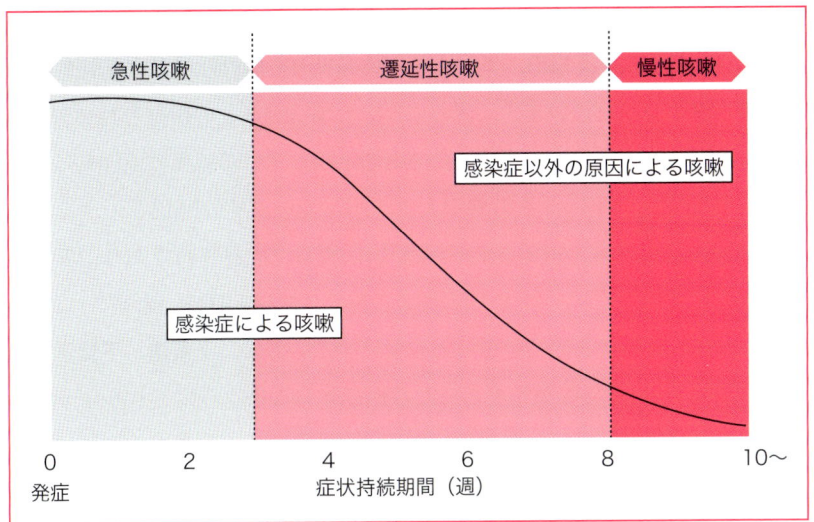

図1 症状持続期間による分類と感染症による咳嗽比率
〔日本呼吸器学会 咳嗽に関するガイドライン第2版作成委員会（編）：咳嗽に関するガイドライン，第2版，メディカルレビュー社，東京，pp7, 2012〕

とえば，前回の咳嗽は咳喘息の診断でアドエア®やシムビコート®で止まったのに，今回は同じ吸入配合薬を投与しても咳嗽は止まらず受診することがあります．この理由としては，①今回の咳嗽の原因は前回と異なり感染症である可能性，②咳喘息にアレルギー性鼻炎または胃食道逆流症（GERD）を合併している可能性，③吸入配合薬の効果がない可能性，などが考えられます．これらの問題点については本文で詳しく述べますが，筆者は初診時はマイコプラズマ肺炎による咳嗽，2回目はアレルギー性鼻炎に伴う咳嗽，3回目は咳喘息とアレルギー性鼻炎，4回目は心因性咳嗽で受診した10歳代の女子学生の症例を経験しました．

 ## "せき"の診かた・治しかたの難しさ：原因が複数のことが多い

咳嗽の治療が難しいもう1つの理由は，**咳嗽を起こす原因疾患が2つ以**

上重複していることが多いことです．たとえば，咳喘息とアレルギー性鼻炎，アレルギー性鼻炎と GERD，アレルギー性鼻炎と心因性咳嗽などが比較的多い合併パターンかと思います．さらに疾患と環境因子との組み合わせも咳嗽の発生に関与しています．現代社会で問題となっている咳嗽の原因には，大気汚染や職業性因子による影響が大きく絡んでいます．PM2.5 による大気汚染被害により世界で毎年 330 万人が死亡すると計算されており，該当地域はおもに東南アジア，環太平洋地域であると推測されています[6]．黄砂，PM2.5，酸性霧による影響をもっとも受けやすいのは，**上気道・下気道疾患（おもに鼻炎と気管支喘息）をもった症例です**．このようにアレルギー性疾患の増悪には環境汚染因子が隠れており，単独というより複数の原因による咳嗽が多いのです．さらに，勤務先がコールセンターという方の咳嗽は，新しいタイプの職業性咳嗽として重要と思っています．以上の状況下での咳嗽に対しては薬物治療ではなく，N95 マスクが予防にもっとも有用であると現在は感じています．

⑤ 病名ではなく病態で治療することを心がける

咳嗽の原因疾患は多岐にわたり，いろいろな合併のパターンがあります．それぞれの疾患名に対して処方しても完全に咳嗽がゼロにならなかったり，咽喉頭異常感や後鼻漏が残ってしまい患者さんの満足が得られない場合があります．また咳喘息とアレルギー性鼻炎を全く別の医療機関で治療するとうまくいかず，同じ一人の医師が処方するとピタッと症状が改善することを経験します．**上気道，下気道，食道，心理的因子，環境因子の 5 つを考慮した病態を個々の患者で構築し，オーダーメイドの治療薬の組み合わせをつくることが重要**だと思います．保険適用で使用できる薬はすべての医師に平等です．そのなかでの薬剤の組み合わせで治療効果に差が出ていることから，おのおのの患者さんのことをよく知る努力が必要であると痛感します．たとえば咳喘息に季節性アレルギー性鼻炎を合併している場合，それぞれの疾患

がどの程度の割合で関与しているのか，検査成績から推論し，さらに精神的プレッシャーの有無も聞き出します．アレルギー性鼻炎のない時期の咳嗽は咳喘息の治療のみで改善しますが，アレルギー性鼻炎の悪化する時期には，咳喘息とアレルギー性鼻炎の両方がどの程度の割合で絡んでいるかを推定し，それぞれの薬のパワーによって処方量を変更します．さらにその時期に会社での精神的プレッシャーがかかる時期が重なった場合には，それらに抗不安薬を投与して初めて咳嗽の診療が完了するのです．ただ，それらの治療薬をいつまで継続するのかはまた頭が痛い問題です．このように，プライマリ・ケアの現場では判断に迷うことが多く，治療者自身が万全の態勢で臨まないと，中途半端な治療となる可能性があります．

　それでは，プライマリ・ケアの現場でもう困らないよう，診療のコツについて解説していきます．

♣ 文　献

1) 田中裕士：総説 長引く咳，治療と診断の考え方―感染性咳嗽を中心に―. Progress in Med **34**：739-748, 2014
2) Chamberlain SA, et al：The impact of chronic cough：a cross-sectional European survey. Lung **193**：401-408, 2015
3) Niimi A, et al：Cough variant and cough-predominant asthma are major causes of persistent cough：a multicenter study in Japan. J Asthma **50**：932-937, 2013
4) Fujimura M：Frequency of persistent cough and trends in seeking medical care and treatment-results of an internet survey. Allergol Int **61**：573-581, 2012
5) 日本呼吸器学会 咳嗽に関するガイドライン第2版作成委員会（編）：咳嗽に関するガイドライン，第2版，メディカルレビュー社，東京，pp7, 2012
6) Lelieveld J, et al：The contribution of outdoor air pollution sources to premature mortality on a global scale. Nature **525**：367-371, 2015

2週間以上の咳嗽鑑別フローチャート

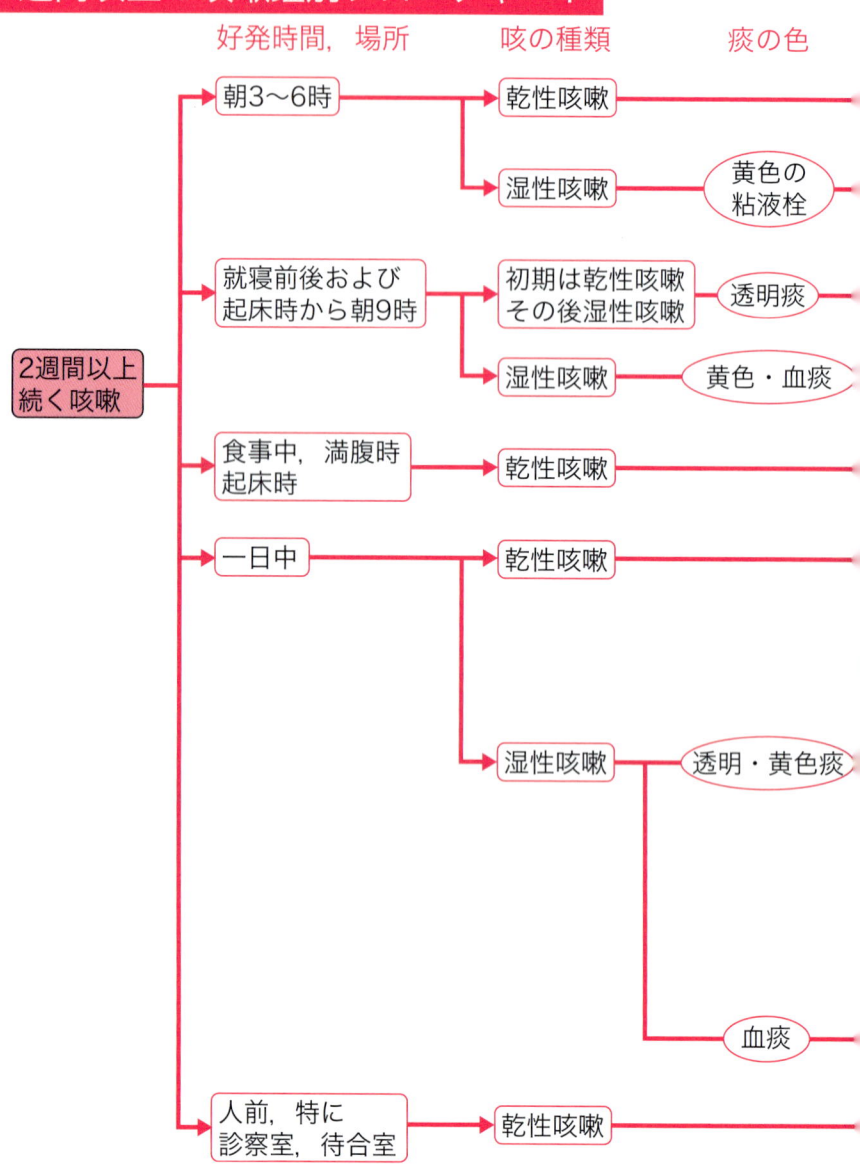

＊2週間以上続く咳嗽の場合,「好発時間」→「咳の種類」→「痰の色」という流れで鑑別していく.

もっとも考えられる疾患

- 喘息・咳喘息
  ⇒第2章-B-3（p.40），第4章（p.57）へ

- アレルギー性気管支肺アスペルギルス症
  ⇒専門医に紹介

- アレルギー性鼻炎・副鼻腔炎・咽喉頭炎
  ⇒第2章-B（p.37），第5章（p.74）へ

- 副鼻腔気管支症候群
  ⇒第2章-D-1（p.46），第6章-C（p.106）へ

- 胃食道逆流症（GERD）
  ⇒第2章-A-2（p.34）へ

- 百日咳
  ⇒第6章-A（p.89）へ
- マイコプラズマ感染症
  ⇒第6章-B（p.96）へ
- 間質性肺炎

- 慢性気管支炎
  ⇒第1章-B, C（p.20）へ
- 気管支結核
  ⇒第2章-C（p.42）へ
- 気管支結核
  ⇒第6章-D（p.116）へ
- 気管支異物

- 肺癌
  ⇒専門医に紹介

- 心因性咳嗽
  ⇒第8章（p.137）へ

8週間以上の慢性咳嗽鑑別フローチャート

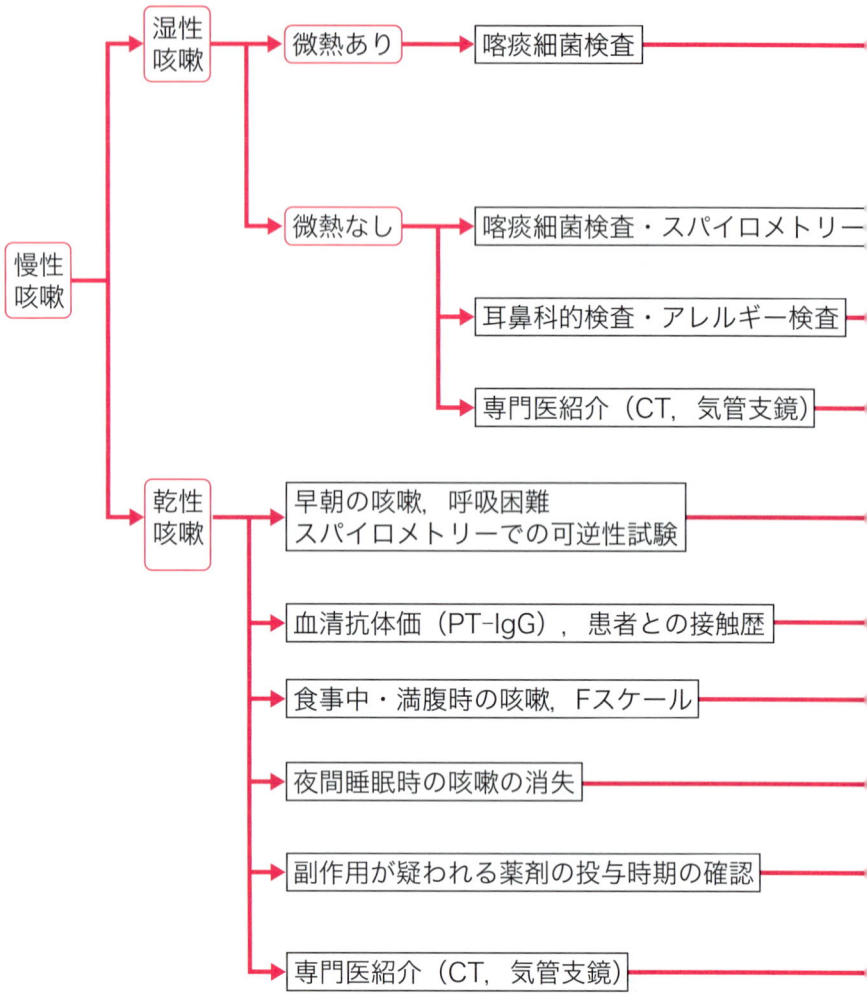

＊8週間以上の慢性咳嗽の場合，「喀痰の有無」を明らかにしてそれぞれの疾患の特徴を踏まえた鑑別を行う．

- 気管支結核
    ⇒第6章-D (p.116) へ

- 細菌性慢性副鼻腔炎（副鼻腔気管支症候群）
    ⇒第6章-C (p.106) へ

- 慢性閉塞性肺疾患（COPD），慢性喉頭炎
    ⇒第2章-C (p.42) へ

- アレルギー性鼻炎・副鼻腔炎・咽喉頭炎
    ⇒第5章 (p.74) へ

- 気管・気管支内異物
    ⇒専門医に紹介

- 喘息・咳喘息
    ⇒第2章-B-3 (p.40)，第4章 (p.57) へ

- 百日咳
    ⇒第6章-A (p.89) へ

- 胃食道逆流症（GERD）
    ⇒第2章-A-2 (p.34) へ

- 心因性咳嗽
    ⇒第8章 (p.137) へ

- ACE阻害薬など降圧薬の副作用
    ⇒第2章-D-2 (p.49) へ　処方医に連絡

- 間質性肺炎（分子標的治療薬の副作用も含めて）
  過敏性肺炎，肺腫瘍，喉頭腫瘍，まれな呼吸器疾患
    ⇒専門医に紹介

第1章 問診で絞り込む3つの診断ポイント

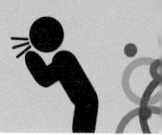

　まずは，これから解説する問診のポイントを踏まえて筆者なりに作成した，咳嗽の病歴問診用カルテを表1に示します．また，記載例として表2には

表1　咳嗽の病歴問診用カルテ

1. 咳嗽の発生時期と状況
   - 何日前 / 何ヵ月前 / 何年前
   - 今回の咳嗽のきっかけで思い当たることは
   - 発熱はあったか
   - 通年性 / 春先と秋口 / 花粉の時期
     感冒後 / 冷気・タバコや線香の煙・香水などの吸入時 / 高ストレス下 /
     低気圧・曇りの日
   - どの場所で最もひどくなるのか
     　　自宅 / 職場（業種）/ 人前

2. 咳嗽の好発時間帯
   - 就寝前後 / 早朝3〜6時 / 起床時〜朝9時
     日中全般 / 睡眠中も出るのか止まるのか
     食事の最中 / 満腹時 / 横になったとき

3. 咳嗽の種類
   - 乾性咳嗽か，湿性咳嗽か
   - （湿性咳嗽ならば）痰の性状：濃い黄色〜緑色 / 薄い黄色 / 血液混入
   - 鼻汁，後鼻漏はあるか

4. 既往歴
   - 以前に小児喘息，喘息，アレルギー性鼻炎（花粉症），副鼻腔炎（蓄膿症），胃食道逆流症（逆流性食道炎）と言われたことは？
   - 何の薬の効果はあったのか，何日目から効果が出てきたか

5. いつも服用している薬，健康食品，最近使い始めた薬は？

表2　咳嗽の病歴問診用カルテの記載例（咳喘息とアレルギー性鼻炎合併例）

1. 咳嗽の発生時期と状況
   - 何日前 / 何ヵ月前 / 何年前　5年前
   - 今回の咳嗽のきっかけで思い当たることは　周囲で感冒
   - 発熱はあったか　37.8度
   - 通年性 / 春先と秋口 / 花粉の時期
     感冒後 / 冷気・タバコや線香の煙・香水などの吸入時 / 高ストレス下 / 低気圧・曇りの日
   - どの場所で最もひどくなるのか
     自宅 / 職場（業種） / 人前　特になし

2. 咳嗽の好発時間帯
   - 就寝前後 / 早朝3〜6時 / 起床時〜朝9時
     日中全般 / 睡眠中も出るのか止まるのか　睡眠中も出ている
     食事の最中 / 満腹時 / 横になったとき

3. 咳嗽の種類
   - 乾性咳嗽か，湿性咳嗽か
   - （湿性咳嗽ならば）痰の性状：濃い黄色〜緑色 / 薄い黄色 / 血液混入
   - 鼻汁，後鼻漏はあるか　ある

4. 既往歴
   - 以前に小児喘息，喘息，アレルギー性鼻炎（花粉症），副鼻腔炎（蓄膿症），胃食道逆流症（逆流性食道炎）と言われたことは？
   - 何の薬の効果はあったのか，何日目から効果が出てきたか　ICSのみでは1ヵ月で

5. いつも服用している薬，健康食品，最近使い始めた薬は？　特になし

咳喘息とアレルギー性鼻炎合併例を，表3には胃食道逆流症（gastroesophageal reflux disease：GERD）による咳嗽例を示しました．これらを参照しつつ，これから述べる問診で絞り込むためのポイントをみていきましょう．

表3　咳嗽の病歴問診用カルテ（GERDによる咳嗽）

1. 咳嗽の発生時期と状況
   - 何日前 / 何ヵ月前 / 何年前　2ヵ月前
   - 今回の咳嗽のきっかけで思い当たることは　飲み会の後のラーメン
   - 発熱はあったか　ないが前胸部痛がある
   - 通年性 / 春先と秋口 / 花粉の時期
       感冒後，冷気・タバコや線香の煙・香水などの吸引時 / 高ストレス下 /
       低気圧・曇りの日
   - どの場所で最もひどくなるのか
       自宅 / 職場（業種） / 人前

2. 咳嗽の好発時間帯
   - 就寝前後 / 早朝3〜6時 / 起床時〜朝9時
     日中全般 / 睡眠中も出るのか止まるのか
     食事の最中 / 満腹時 / 横になったとき

3. 咳嗽の種類
   - 乾性咳嗽か，湿性咳嗽か
   - （湿性咳嗽ならば）痰の性状：濃い黄色〜緑色 / 薄い黄色 / 血液混入
   - 鼻汁，後鼻漏はあるか

4. 既往歴
   - 以前に小児喘息，喘息，アレルギー性鼻炎（花粉症），副鼻腔炎（蓄膿症），胃食道逆流症（逆流性食道炎）と言われたことは？
   - 何の薬の効果はあったのか，何日目から効果が出てきたか　胃薬で1〜2週

5. いつも服用している薬，健康食品，最近使い始めた薬は？　特になし

A 好発時間：咳嗽の起こりやすい時間帯でどこまで絞れるのか？

> **基本のエッセンス**
>
> - 一般に，未治療で夜間から早朝にかけて眠れないほどの咳嗽で，心不全がなければ，高い確率で喘息・咳喘息である．
> - 朝3〜6時に咳嗽・呼吸困難で目が覚めるのは喘息・咳喘息である．
> - 朝起床後の6〜9時までと就寝前後の痰の絡む咳嗽は，アレルギー性鼻炎・副鼻腔炎・咽喉頭炎に伴う咳嗽である．
> - 夜間に咳嗽が消失するのは心因性咳嗽である．
> - 昼間，特に食後満腹時のケーキやコーヒー摂取後，就寝前に食事したあとに横臥したときの咳嗽はGERDによる咳嗽である．
> - 症状改善のない場合には，咳嗽の好発時間を再チェックする．

　咳嗽治療でもっとも誤解されているのは，咳喘息の治療を行っているのに**止まらない咳喘息**です．ここでいう誤解とは，咳嗽が止まらないのは治療薬（吸入ステロイド/長時間作用性β_2刺激薬：ICS/LABA）の投与不足のせいだと勘違いして，やみくもに投与量を増やしたり，種類を変更するということです．シムビコート®，フルティフォーム®，レルベア®，アドエア®などの吸入配合薬を中用量投与しているにもかかわらず，咳嗽が完全に止まらずに重症の喘息・咳喘息と診断され，それぞれの吸入配合薬の最大用量を投与されて来院する患者さんの多くは，

> ①合併しているアレルギー性鼻炎・副鼻腔炎・咽喉頭炎，GERDなどの治療が行われていない場合
> ②診断自体が間違っている場合

の2パターンに集約されます．

筆者が大学病院勤務医から開業医になってもっとも変わったところとして，未治療で受診する患者さんが多くなったことがあげられます．勤務医時代の患者さんは多くの病院やクリニックを回ってきたあとで，すでにいくつかの治療薬が投与されている場合が多く，診断に苦戦していました．未治療で来院する場合，自覚症状が典型的であることが多く，高度な検査を行うことが難しいクリニックでは逆に診断しやすいとの印象をもっています．典型的な自覚症状の1つが**咳嗽の好発時間**[1,2]です．

① 咳嗽の好発時間からわかること： アレルギー性鼻炎・副鼻腔炎・咽喉頭炎に伴うものか？

　確実に診断できるものとしては，まず患者さんが未治療であることを確認したあと，夜間から早朝にかけて眠れないほどの咳嗽の症状が出て，かつ心不全がなければ喘息・咳喘息です（図1，2）．ICS，ICS/LABA，長時間作用性抗コリン薬（LAMA）の投与で早ければ翌日には咳嗽は著明に減少します．

　一方，少なくとも1週間の治療で咳嗽の強さが半分以下にならない場合には，アレルギー性鼻炎・副鼻腔炎・咽喉頭炎を合併していることが多いです．病歴では夜19時ぐらいから徐々に増加し，就寝前後にピークをもつ痰の絡む咳嗽で，さらに就寝後布団の中で朝3時ごろまで続き，起床後の朝6〜9時にも咳嗽のピークがあります（図1）．「"就寝時から夜間早朝にかけての咳嗽"は喘息・咳喘息」とお話しましたが，あまりにもアバウトな表現かもしれません．このフレーズを筆者なりに補足しますと，

就寝前後の咳嗽の多くはアレルギー性鼻炎・副鼻腔炎・咽喉頭炎に伴う咳嗽
　①布団にいるダニの死骸・糞を吸入することにより起こる鼻炎や喘息
　②鼻炎からの刺激性の強い後鼻漏による咽喉頭炎
　の2つが原因

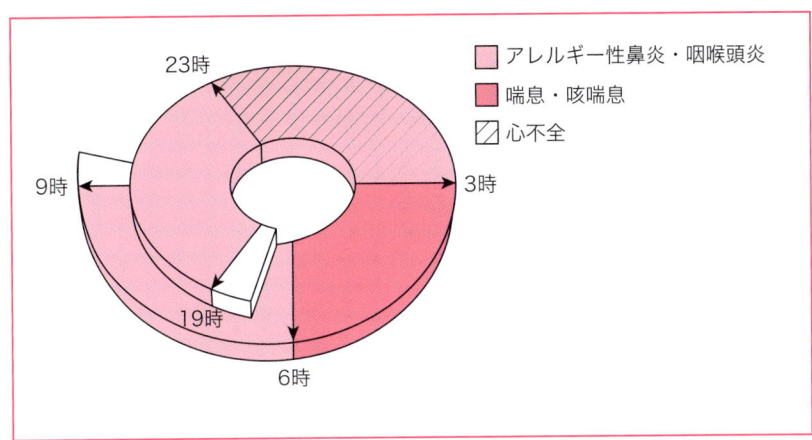

図1 喘息・咳喘息，アレルギー性鼻炎・咽喉頭炎および心不全における夜間から早朝の咳嗽好発時間（就寝を23時，起床を6時とした場合）
アレルギー性鼻炎・咽喉頭炎は19〜3時と6〜9時に，心不全は就寝直後以降に，喘息・咳喘息では3〜6時に咳嗽のピークがある．

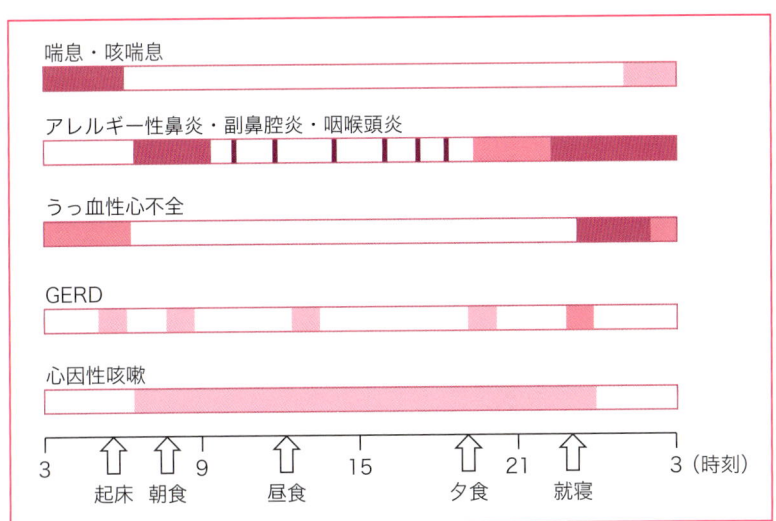

図2 各疾患の咳嗽好発時間帯
咳嗽の出現頻度：高いほうから ■ ■ の順
発作的な咳嗽：|

第1章　問診で絞り込む3つの診断ポイント

といえると思われます．就寝時から朝の3時ぐらいまでの咳嗽はアレルギー性鼻炎・咽喉頭炎，3〜6時までの咳嗽・呼吸困難は喘息・咳喘息〔いわゆる**朝4時をピークとする咳嗽はほとんどが喘息によるもの**（図3）[2)]です〕，そして**起床後から朝9時までの喀痰の絡むような咳嗽はアレルギー性鼻炎・咽喉頭炎**，というように，分解して考えるとわかりやすいと思います（図1）．一方，筆者らは早朝に尿中ロイコトリエンE_4が上昇することを示し，気管支収縮作用のあるロイコトリエンが喘息の早朝の悪化に関与し[3)]，高用量のICSで尿中ロイコトリエンE_4は低下してピークフロー値も上昇することを

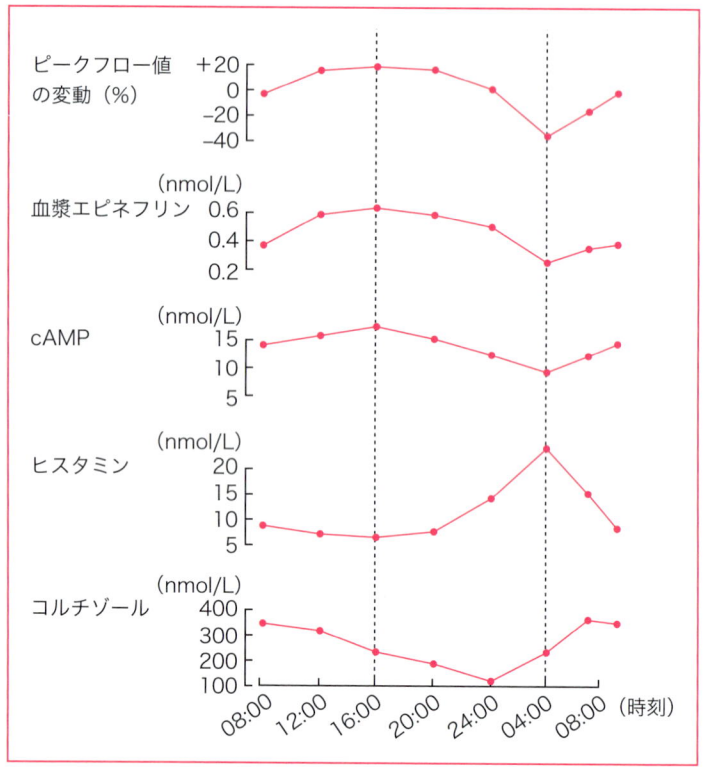

図3 夜間喘息患者5例におけるピークフロー値
血漿エピネフリン，cyclic AMP，ヒスタミン，コルチゾール値の日内変動．朝4時には気管支を収縮させるヒスタミンは増加し，拡張させるエピネフリン，cAMPは減少しピークフロー値が低下する．
(Barnes P, et al：Nocturnal asthma and changes in circulating epinephrine, histamine, and cortisol. N Engl J Med **303**：263-267, 1980)

示しました[4]．

　エビデンスはありませんが，当院の喘息患者さんの7〜8割はアレルギー性鼻炎を合併していることから，前述した好発時間帯と疾患の関係は時間医学と経験から推測されることで，今後検証していこうと思っています．

　次に，咳喘息の診断自体が誤っている場合ですが，他の疾患を鑑別するという意味で本書を読んでいただければご理解いただけるかと思います（p.26「Column　診断の落とし穴」参照）．

② アレルギー性鼻炎・副鼻腔炎・咽喉頭炎に伴う咳嗽って？

　米国で慢性咳嗽の原因としてもっとも多いものに，upper airway cough syndrome（UACS）があげられています．これは上気道炎が原因の咳嗽のことで，表4[5]に示す多くの疾患が混在したものとなっています．日本独自の診断名であるアトピー咳嗽とは，気道過敏性亢進がなく，咳感受性の亢進がありますが，実際はアレルギー性鼻炎・咽喉頭炎に伴う咳嗽を指すものと筆者は考えています．米国のUACSの発症機序は，上気道の疾患が原因・誘因であればどんな機序でもOKというアバウトな概念です．その1つとしてアレルギー性鼻炎・副鼻腔炎・咽喉頭炎による咳嗽も含まれ，単独の場合と他の疾患に合併する場合の2通りがあります〔詳細は第5章（p.74）で後述します〕．単独の場合の好発時間帯は19時から徐々に増加して，就寝時から朝3時ぐらいまでに1つのピークがあり，朝起床6時ごろから9時までにもう1つのピークがあります．また，横臥時に冷たい空気や乾いた空気を吸ったとき，大笑いしたとき，長電話のあとにも出やすいです（図1，2）．咳嗽のもっとも典型的な特徴は，機関銃のような激しい咳嗽が強く出たかと思えば，その後一定時間は全く出ないという発作的な咳嗽が1日のなかで何回か繰り返されるというものです（図2）．

表4 upper airway cough syndrome の原因疾患

> アレルギー性鼻炎
> 通年性非アレルギー性鼻炎
> 　血管運動性鼻炎
> 　好酸球性非アレルギー性鼻炎
> 　感染後鼻炎
> 上気道感染に伴う鼻炎
> 細菌性副鼻腔炎
> アレルギー性真菌性副鼻腔炎
> 解剖学的異常による鼻炎
> 化学物質や生理学的刺激による鼻炎
> 職業性鼻炎
> 薬剤性鼻炎
> 妊娠に伴う鼻炎

〔Pratter MR：Chronic upper airway cough syndrome secondary to rhinosinus diseases (previously "referred" to as postnasal drip syndrome)：ACCP evidence-based clinical practice guidelines. Chest 129：63S-71S, 2006 より改変〕

③ アレルギー性鼻炎・副鼻腔炎・咽喉頭炎以外の各疾患にも弱いながら咳嗽好発時間はある

　GERD では食後の満腹時にゲップと一緒に乾性咳嗽が出やすく（図2），特にラーメン，うどん，そばなどの麺類を食べたあとに多いです．以前は食道下部括約筋が弛緩していたり，食道裂孔ヘルニアを起こしやすい高齢者に多い傾向がありましたが，食文化の変化によりコーヒー，チョコレート，あん菓子，ケーキ，ココアなど，食道下部括約筋を弛緩させるため胃液の逆流が一時的に起こりやすくなる飲食物を好む 10 〜 50 歳代の若年成人にも多くなりました．また，GERD の場合，食後 3 時間以内に就寝すると就寝後に**咳嗽が出る**こともありますので，食事時間を指導するようにしています．**GERD による咳嗽は夜間よりも昼間に多い傾向**があることがポイントです．詳しくは第 2 章（p.30）で後述しますが，プロトンポンプ阻害薬（PPI），消化器運動機能改善薬などをまずは 2 週間投与し，食生活の改善も行えば

咳嗽は消失します．

　一方，**心因性咳嗽では人から注目されたい昼間に多く咳嗽が出現し，夜間睡眠中は全く出ないことが特徴**です（図2）．しかしこの傾向は心因性咳嗽単独の場合であり，咳喘息やアレルギー性鼻炎・副鼻腔炎・咽喉頭炎を伴った心因性咳嗽では夜間にも咳嗽は出現します．後述のように成人の場合，抗不安薬，たとえばデパス® を3日間程度処方しただけで改善する症例もありますので，診断的治療を試す価値はあります〔第8章（p.137）参照〕．

B 喀痰の有無：乾性咳嗽と湿性咳嗽では異なる

> **基本のエッセンス**
> - 乾性咳嗽では咳嗽そのものが病気であり（喘息・咳喘息，GERD，心因性咳嗽），咳嗽を治療ターゲットにする．
> - 湿性咳嗽では喀痰の出る原疾患が必ず潜んでおり，その疾患の診断と治療が必須である．代表的なものとして鼻炎，咽喉頭炎，副鼻腔気管支炎症候群，慢性気管支炎（タバコ気管支炎）がある．
> - マイコプラズマ肺炎の咳嗽は，発症から2〜3週間までの初期は乾性咳嗽，3週間以降は湿性咳嗽になることが多い．
> - GERD単独，百日咳，心因性咳嗽は乾性咳嗽を呈する．
> - 咳喘息でもアレルギー性鼻炎を合併すると湿性咳嗽を呈する．

① 乾性咳嗽では

　乾性咳嗽は咳嗽そのものが異常な状態（病気）であり，広義の鎮咳薬で治療する必要があります．図4に示した広義の治療薬を用いることでほとんどの場合治まります．

　喘息・咳喘息では好酸球を主体とした気道炎症により神経過敏状態となり気道平滑筋が収縮しやすくなるため，ICS，吸入配合薬，LAMA，β_2刺激薬，ロイコトリエン受容体拮抗薬を用い気道炎症を抑え，気道平滑筋の収縮を緩めることで，気道壁に分布する神経からの刺激を少なくし，咳中枢のある延髄への刺激を抑制して鎮咳します．

　GERDは逆流した強酸の胃液が，食道下部の粘膜に刺激を与え，そこに分布する迷走神経を介して咳嗽を起こしたり，また逆流した胃内容物が直接気道に誤嚥されることを繰り返して気道に刺激を与え咳嗽を起こします．この

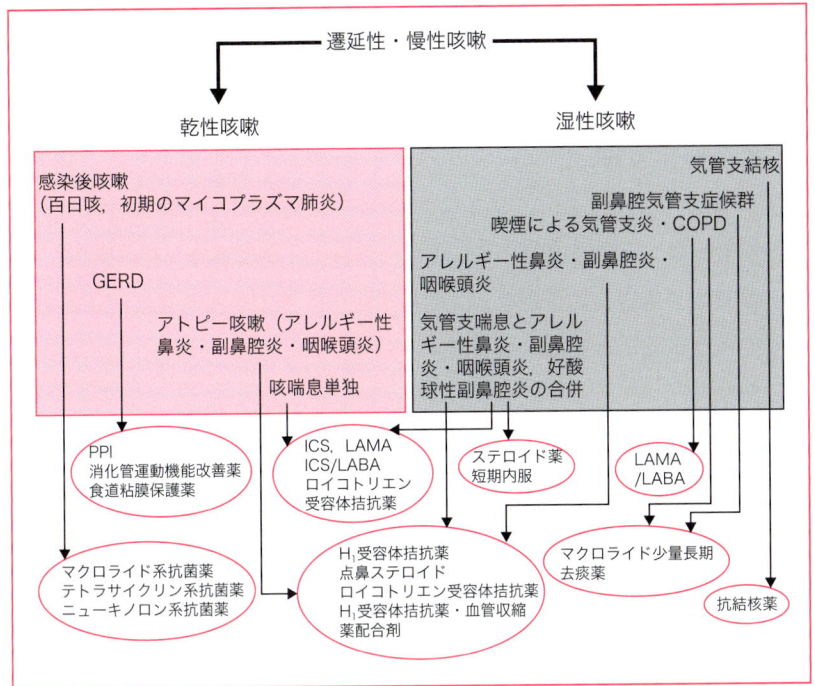

図4 乾性咳嗽と湿性咳嗽からみた咳嗽の診断的治療

ような神経を介して起こる咳嗽は，PPI，消化管運動機能改善薬，食道粘膜保護薬などで胃からの逆流を防ぐことで改善します（図4）．心因性咳嗽においては最近，脳内に異常がみられるとの報告もあります．

　一方，**マイコプラズマ肺炎では2～3週間までの初期は乾性咳嗽，その後は湿性咳嗽に移行することが多いです**．理想的には乾性咳嗽の時期までに適切な抗菌薬，鎮咳薬，ステロイド薬などで感染症を治癒させることが重要ですが…．診断がつかず長引いたときには湿性咳嗽に変化します．マイコプラズマ菌は，気道の線毛上皮細胞に対し過酸化水素を介して線毛を切断させたり，気道線毛上皮を傷害して脱落させたりします．したがって，気道上皮が再生するまでは線毛による気道クリアランス（気道から不要物を排泄する力）が障害され，末梢気道からの喀痰の輸送障害，他の菌による重複感染，さらにマイコプラズマ感染によるインターロイキン8などのケモカインに

よる続発性炎症で喀痰が出てくることが推測されます．

② 湿性咳嗽では

　湿性咳嗽は，上気道疾患（アレルギー性鼻炎・副鼻腔炎・咽喉頭炎），慢性気管支炎や気管支拡張症など，喀痰を産生する疾患が背後に必ずあると思って検査することをお勧めします．図4におもな疾患と第一選択薬を列記しました．

　次に，喀痰の色をみていきます．

❀a 濃黄色〜緑色の場合

　ウイルス感染の多くでは細菌感染を合併していますので，細菌検査を行う必要のある場合があります．細菌性副鼻腔炎の場合，原因の多くは鼻汁がメインの感冒（ライノウイルス）で，一度解熱したあとにこじらせて再度発熱が出てくること（二峰性の発熱）が診断のポイントです．

　細菌性鼻炎・副鼻腔炎の三大原因菌は①肺炎球菌，②インフルエンザ桿菌，③モラキセラ・カタラーリスで，抗菌薬での前治療がある場合にはそれぞれの耐性菌に気をつけなければなりません．外来ならペニシリン系，セフェム系の投与をまず行い，細菌検査の結果をみて耐性菌でしたらβ-ラクタマーゼ阻害薬配合剤などの抗菌薬に変更します．

❀b 緑色が強い場合

　緑膿菌感染による慢性炎症を念頭に置く必要があります．抗菌薬の感受性試験を行い，緑膿菌に有効な抗菌薬を短期間投与したのちは，抗菌作用はありませんが抗炎症作用のあるマクロライド少量持続療法（エリスロマイシンなら 400 mg/2×，クラリスロマイシンなら 200 mg/1×）の治療を3ヵ

月以上継続します．慢性気管支炎，気管支拡張症を合併している場合には2年を目途に中止してください．

c 淡い黄色の場合

好酸球性炎症の場合と好中球性炎症の場合がありますが，細菌感染は積極的には考えませんので強力な抗菌薬の投与は避け，原因疾患の治療，去痰薬，マクロライド少量持続投与を考慮します．

d 全く透明な場合

アレルギー性鼻炎・副鼻腔炎・咽喉頭炎，感染のない慢性気管支炎を考慮し，去痰薬，清肺湯や小青竜湯などの漢方薬を投与しつつ，原因疾患の治療を行うようにします．

③ 喀痰の存在は合併している疾患に左右される

前述したように乾性咳嗽と湿性咳嗽とに分類して疾患病態を考えることは大切ですが，実臨床ではこのように厳格には分類できないと思います．その大きな要因は2つ以上の疾患が重複している場合がほとんどであるためです．さらに，広い守備範囲をもつプライマリ・ケア医と，専門性の高いプライマリ・ケア医とでは外来で診る疾患背景が異なると思います．1日30 mL以上の多量の喀痰を伴う慢性咳嗽71例の原因疾患をみた海外での検討[6]では，40％が後鼻漏症候群，24％が喘息，15％がGERD，11％が気管支炎，4％が気管支拡張症であり，乾性咳嗽である喘息とGERDが入っています．これらの原因として，上気道疾患（アレルギー性鼻炎・副鼻腔炎または血管運動性鼻炎など）を合併している可能性も考慮され，American College of Chest Physicians（ACCP）2006の咳の診療ガイドラインでも，北米の三大咳嗽疾

患である上気道咳症候群，喘息，GERD のそれぞれの合併が多いことが述べられています．当院の場合，呼吸器・アレルギー専門であるため，喘息・咳喘息，アレルギー性鼻炎・副鼻腔炎・咽喉頭炎，COPD が多く，GERD 単独の乾性咳嗽は少ないもののこれらの疾患を合併している GERD は多いです．たとえば GERD とアレルギー性鼻炎を合併している場合，湿性咳嗽を呈します．そのため ACCP2006 のガイドラインでは，喀痰の有無は鑑別診断には役に立たないのではないかとも述べていますが，筆者は絞り込みには有用と思っています．

C 持続時間・期間で異なる咳嗽

> **基本のエッセンス**
> - 年単位で継続する慢性咳嗽は副鼻腔気管支症候群が圧倒的に多く，そのほかは慢性副鼻腔炎，COPD，まれに気道内異物による咳嗽，心因性咳嗽である．
> - 月単位で継続する乾性咳嗽は，咳喘息，GERD である．
> - 月単位で継続する湿性咳嗽は副鼻腔気管支症候群，まれに気管支結核・肺結核である．
> - 8週間以上継続する感染後の遷延性・慢性咳嗽は百日咳や慢性気管支炎か，感染をきっかけに再発・新規発症した喘息やアレルギー性鼻炎・副鼻腔炎・咽喉頭炎のことがあり，感染症の治療薬を抗アレルギー薬へ変更する必要がある．
> - 感染後の遷延性・慢性咳嗽の多くは8週間までに徐々に改善するので，対症療法で十分である．

① 年単位の慢性咳嗽の多くは副鼻腔気管支症候群，慢性副鼻腔炎，COPD

10年前からの咳嗽といった長期にわたる咳嗽を主訴として来院する患者さんの共通点は，日常生活に支障のない程度の咳嗽であることです．したがって検査もゆっくり行い，確実な検査結果を得ることが必要と思われます．副鼻腔気管支症候群，慢性副鼻腔炎，COPD の診断は大学病院レベルではX線，CT，精密呼吸機能検査を行えば容易です．しかしプライマリ・ケアにおいては，喫煙歴，咽頭後壁の所見，聴診，胸部X線，副鼻腔X線（正面，Waters 法），簡易呼吸機能で鑑別します．

② 慢性咳嗽に至る感染症は百日咳，結核，慢性気管支炎，副鼻腔炎が多い

　多くの感染症は 8 週間以内に治癒することが多いです．いわゆる感染後咳嗽は，受診時に咳嗽のピークを過ぎている場合には，中枢性鎮咳薬（メジコン®，アストミン®）やリン酸コデインの 2 週間の投与でほぼ改善します．

　しかし，**感染した菌に抗菌薬が合致していない場合はさっぱり咳嗽は止まりません．その典型が百日咳，結核**です．まずは疑って，喀痰検査，血清学的検査で診断をつけることが重要です．両疾患ともにどんな鎮咳薬も効果はなく，百日咳は発症後 4 週間経過した場合には外来治療薬では止まりません．結核，特に見落としやすい気管支結核では月単位で継続する湿性咳嗽が特徴的で，抗結核薬を投与開始してもなかなか咳嗽が止まらない場合もありますので，喀痰中の抗酸菌検査の結果とともに専門医に紹介することをお勧めします．

✿Column　診断の落とし穴

　喘息の診断後，年単位の治療にもかかわらず改善しない背景として，合併症の治療を行っていないことや，診断が間違っている可能性もあります．わが国の『喘息予防・管理ガイドライン 2015』における喘息長期管理の進め方を**図 5**[7] に示します．**喘息の診断後，コントロールが不良の場合，まず診断が正しいのかについて自問すること**が重要とされています．また，国際的喘息ガイドラインである GINA2014 でも，一度診断して治療したあとに再度評価する重要性を初めて盛り込んでいます（**図 6**）[8]．臨床をまじめに行っている医師にとって「あたりまえ」のことが，やっとガイドラインに書かれたというところでしょうか．

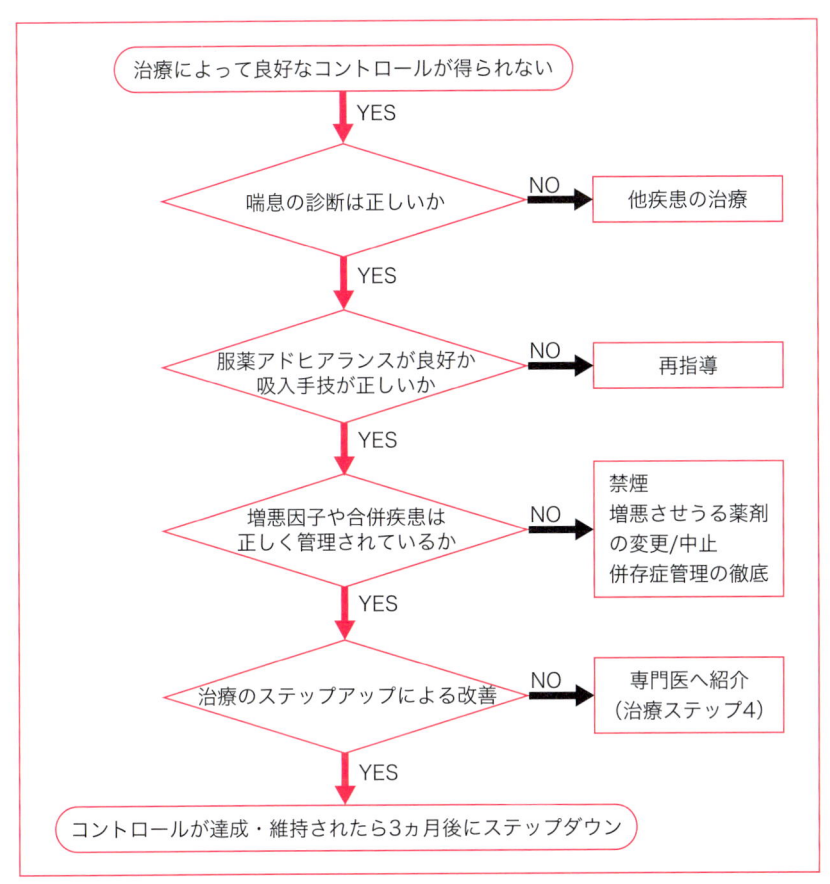

```
治療によって良好なコントロールが得られない
            │YES
            ▼
    喘息の診断は正しいか ──NO──▶ 他疾患の治療
            │YES
            ▼
    服薬アドヒアランスが良好か
    吸入手技が正しいか ──NO──▶ 再指導
            │YES
            ▼
    増悪因子や合併疾患は
    正しく管理されているか ──NO──▶ 禁煙
                                  増悪させうる薬剤
                                  の変更/中止
                                  併存症管理の徹底
            │YES
            ▼
    治療のステップアップによる改善 ──NO──▶ 専門医へ紹介
                                          (治療ステップ4)
            │YES
            ▼
コントロールが達成・維持されたら3ヵ月後にステップダウン
```

図5　日本アレルギー学会　喘息予防・管理ガイドライン2015における喘息長期管理の進め方
治療ステップ3以上の治療にもかかわらずコントロール不良の場合は専門医への紹介が推奨される．
〔日本アレルギー学会喘息ガイドライン専門部会（監）：喘息予防・管理ガイドライン2015，協和企画，東京，pp145, 2015〕

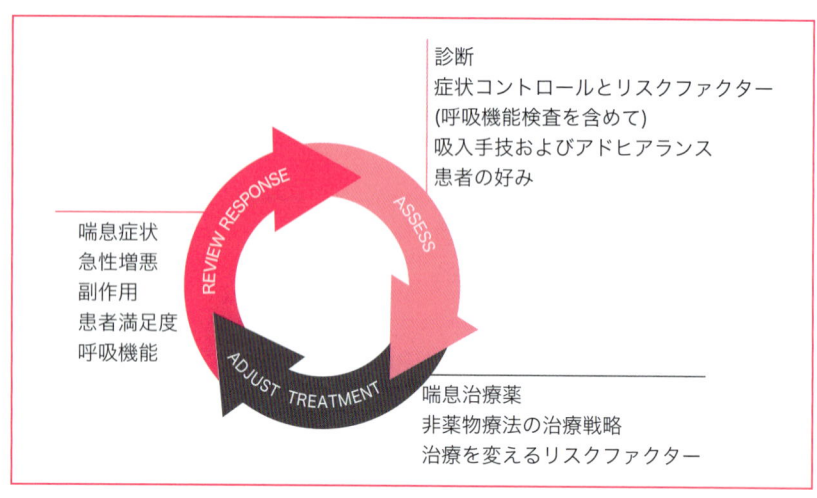

診断
症状コントロールとリスクファクター
(呼吸機能検査を含めて)
吸入手技およびアドヒアランス
患者の好み

喘息症状
急性増悪
副作用
患者満足度
呼吸機能

REVIEW RESPONSE / ASSESS / ADJUST TREATMENT

喘息治療薬
非薬物療法の治療戦略
治療を変えるリスクファクター

図6 GINA2014 の喘息国際ガイドラインにおける，喘息コントロールをもとにした喘息管理のサイクル
(The Global Strategy for Asthma Management and Prevention 2014, pp17 より改変)

　慢性気管支炎や慢性副鼻腔炎の場合には，月単位で継続する湿性咳嗽で，感染菌が薬剤耐性菌，緑膿菌であるとやっかいです．喀痰検査で感受性検査を行い，**適切な抗菌薬の短期投与後はマクロライド少量持続療法**でじっくり治療することが多いです．
　一方，月単位で継続する乾性咳嗽を示すのは咳喘息単独，GERD 単独ですが，なかなか単独で発症している場合は少ないです．

③ 急性咳嗽ではまずは感染症の治療を

　わが国の『咳嗽に関するガイドライン第2版』に掲載されている，急性・遷延性・慢性咳嗽の概念図を p.3「はじめに―どうしてこんなに"せき"が止まらなくなったのか？」図1に示しました．この図は，咳嗽の持続期間によって咳嗽の原因疾患がある程度推測できることを示しています．持続時間が短い急性咳嗽ほどウイルスや細菌感染が原因のことが多く，慢性になる

にしたがって感染症以外の原因によることが多いということです．多忙なプライマリ・ケアの現場では，感染を疑う病歴や症状がある場合に，まずは短期的に感染症の治療を行ってよいでしょう．それで改善しない場合には，鑑別診断を行うというスタンスでよいかと思います．詳細は第２章で述べます．

文 献

1) Smolensky MH, et al：Chronobiology and chronotherapy of allergic rhinitis and bronchial asthma. Adv Drug Deliv **59**：852-882, 2007
2) Barnes P, et al：Nocturnal asthma and changes in circulating epinephrine, histamine, and cortisol. N Engl J Med **303**：263-267, 1980
3) Kurokawa K, et al：Circadian characteristics of urinary leukotriene E(4) in healthy subjects and nocturnal asthmatic patients. Chest **120**：1822-1828, 2001
4) Tanaka S, et al：High dose of inhaled fluticasone reduces high levels of urinary leukotriene E4 in the early morning in mild and moderate nocturnal asthma. Chest **124**：1768-1773, 2003
5) Pratter MR：Chronic upper airway cough syndrome secondary to rhinosinus diseases (previously "referred" to as postnasal drip syndrome)：ACCP evidence-based clinical practice guidelines. Chest **129**：63S-71S, 2006
6) Smyrnios NA, et al：Chronic cough with a history of excessive sputum production. The spectrum and frequency of causes, key components of the diagnostic evaluation, and outcome of specific therapy. Chest **108**：991-997, 1995
7) 日本アレルギー学会喘息ガイドライン専門部会（監）：喘息予防・管理ガイドライン 2015，協和企画，東京，pp145, 2015
8) The Global Strategy for Asthma Management and Prevention 2014, pp17

第2章 頻度の高い順で考えよう： "せき"のタイプ別鑑別診断と治療総論

A 感染および感染後の咳嗽

> **基本のエッセンス**
> - 急性咳嗽の原因の60％以上は感冒であり，そのうち80〜90％はライノウイルスなどのウイルス感染である．
> - 感染と同時または続発して喘息・咳喘息，アレルギー性鼻炎・副鼻腔炎・咽喉頭炎の咳嗽が起こる．
> - 急性気管支炎の原因もウイルスが多いが，マイコプラズマ，百日咳，クラミドフィラも重要である．
> - 感染後（感冒後）に起こる咳嗽では，咳嗽のピークを過ぎている場合には鎮咳薬を投与する．
> - 症状改善のない場合には，合併疾患を診断して，気管支拡張薬，H_1受容体拮抗薬，点鼻ステロイド薬，抗菌薬またはプロトンポンプ阻害薬（PPI）を併用する．

① 圧倒的に頻度が高いのは感冒とそれに伴う咳嗽

3週間以内に改善する急性咳嗽のほとんどは，ウイルスや細菌による上気道感染です．表1にそれらの原因微生物の頻度を並べました[1,2]．鼻汁の多いいわゆる"鼻かぜ"の原因とされるライノウイルスによることが多く，自

然治癒,または対症療法的な鎮咳薬,抗菌薬,去痰薬などで改善します[3] (表2).特に咳嗽の強いタイプの上気道炎にはマイコプラズマ,百日咳菌などマクロライド系抗菌薬が効く原因菌が多いため,日本呼吸器学会の『咳嗽に関するガイドライン第2版』でも第一選択薬となっています(図1)[4].また,原因菌が気道に存在し活動しているために起こる咳嗽を活動性感染性咳嗽とよぶのに対して,原因菌はすでに除去されているか,少数になっているにもかかわらず起こる咳嗽を感染後咳嗽とよびます(図2)[4].治療に苦

表1 急性上気道炎の原因微生物とその頻度

・ウイルス	53.2〜69%
・ライノウイルス	24.7〜52.5%
・コロナウイルス	8〜8.5%
・インフルエンザウイルス	6〜8%
・RSウイルス	2〜4.8%
・パラインフルエンザウイルス	3.5〜4.5%
・エンテロウイルス	0.5〜3.2%
・アデノウイルス	1〜3.2%
・ヒトメタニューモウイルス	1.6%
・クラミドフィラ(肺炎クラミジア),オウム病	0.8〜2%
・マイコプラズマ	0.5〜2.9%

(Mäkelä MJ, et al:Viruses and bacteria in the etiology of the common cold. J Clin Microbiol **36**:539-542, 1998, van Gageldonk-Lafeber AB, et al:A case-control study of acute respiratory tract infection in general practice patients in The Netherlands. Clin Infect Dis **41**:490-497, 2005 より改変)

表2 咳嗽治療薬の分類

中枢神経(延髄)に作用する狭義の鎮咳薬=いわゆる鎮咳薬(非特異的咳嗽治療薬)	非麻薬性	メジコン®,アストミン® など
	麻薬性	コデインリン酸塩®,メテバニール® など
末梢炎症局所に直接作用する末梢性鎮咳薬	疾患特異的治療薬=疾患,病態に応じた治療	ICS,ICS/LABA,マクロライド系抗菌薬,PPI製剤など
	疾患非特異的治療薬	去痰薬,漢方薬,トローチ,含嗽薬,局所麻酔薬

渋するのがこのタイプで，感冒，上気道の治療は終了して症状も安定したのに咳嗽のみが長く残る場合です．この時点で肺炎の有無について胸部X線を撮影して鑑別診断することが重要です．

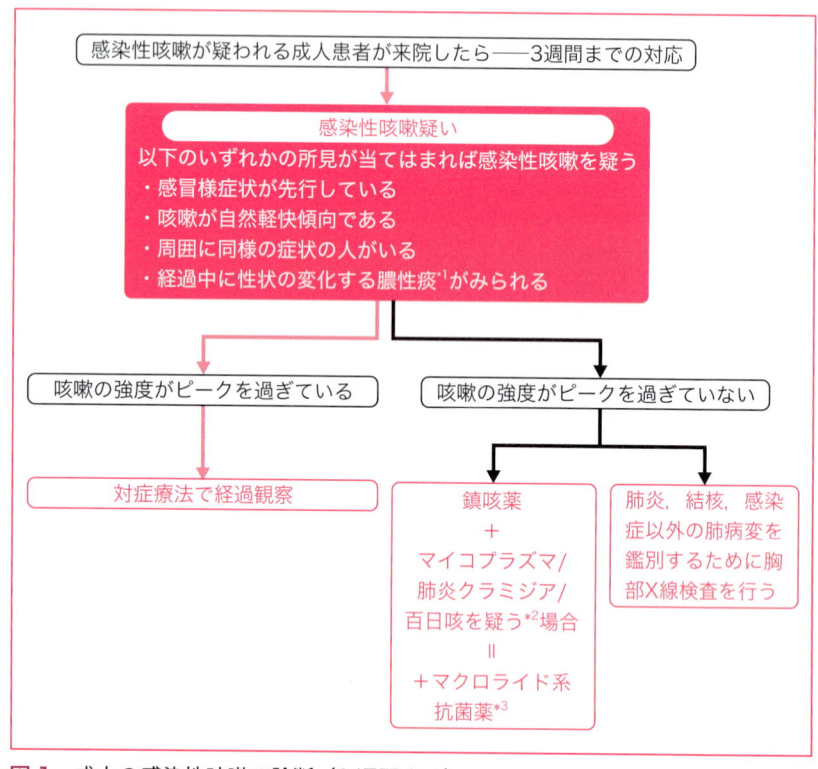

図1 成人の感染性咳嗽の診断（3週間まで）
※1：膿性痰は，気道の炎症によって産生され，細菌性感染症を直接意味するものではないため，抗菌薬の適応の判断基準にはならない．
※2：百日咳は特有の咳嗽（whooping cough）や嘔吐を伴うほどの強い咳嗽発作があれば疑う．マイコプラズマや肺炎クラミジアは，周囲に同じ症状の人がいる場合に疑う．
※3：抗菌薬の選択は，既往症（副作用など）や地域における薬剤耐性菌の疫学的頻度により適切なものを選択する．
〔日本呼吸器学会 咳嗽に関するガイドライン第2版作成委員会（編）：咳嗽に関するガイドライン，第2版，メディカルレビュー社，東京，pp2, 2012〕

■感染後咳嗽はさらに2つのタイプに分けられる
①気道上皮が傷害され，その修復に時間がかかっている場合（図3）[4]
②上気道の炎症がきっかけで隠れていた基礎疾患（喘息・咳喘息，アレルギー性鼻炎・副鼻腔炎・咽喉頭炎）が悪化している場合（図4）

```
                感染性咳嗽（狭義）
                (infectious cough)
                    ┌───┴───┐
   活動性感染性咳嗽              感染後咳嗽
(active-infectious cough)   (post-infectious cough)
```

原因微生物が病巣局所に活動性に存在する

原因微生物の気道局所での存在の有無

原因微生物は免疫力あるいは抗菌薬の投与ですでに排除されているか，少数になっている

この時期に急性副鼻腔炎，咳喘息，アレルギー性鼻炎・副鼻腔炎・咽喉頭炎，百日咳毒やマイコプラズマ感染後の免疫学的遷延化炎症が起こる

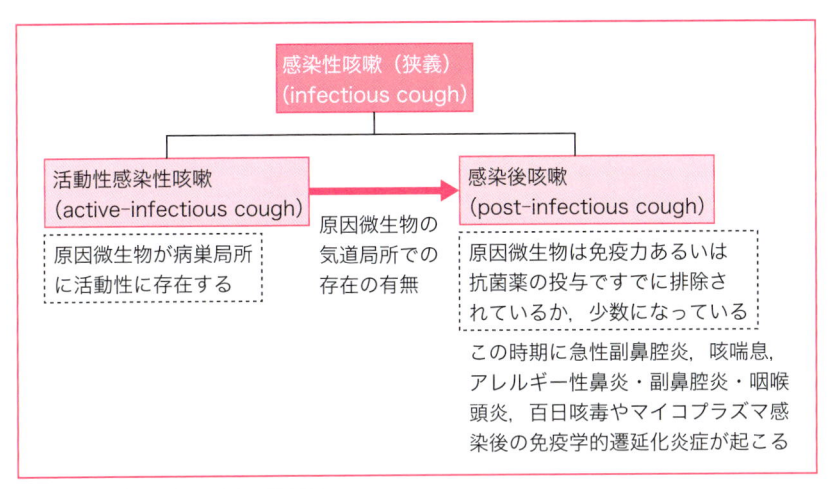

図2　感染性咳嗽の分類（狭義）
〔日本呼吸器学会 咳嗽に関するガイドライン第2版作成委員会（編）：咳嗽に関するガイドライン，第2版，メディカルレビュー社，東京，pp24-25, 2012 より改変〕

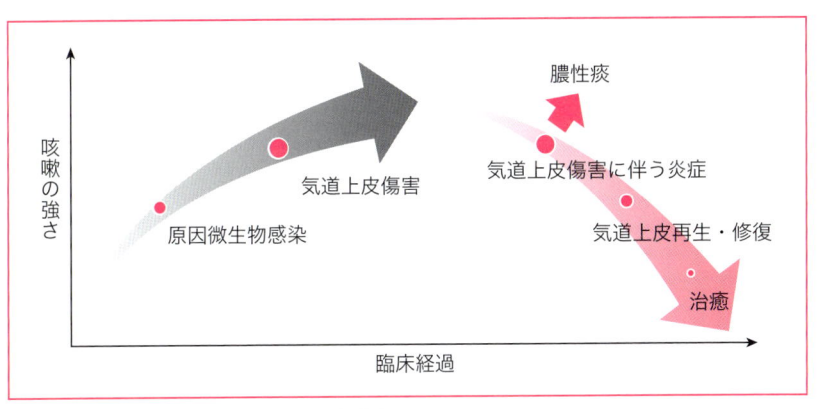

図3　感染性咳嗽の病理・病態と臨床経過
〔日本呼吸器学会 咳嗽に関するガイドライン第2版作成委員会（編）：咳嗽に関するガイドライン，第2版，メディカルレビュー社，東京，pp24-25, 2012〕

（図の軸：咳嗽の強さ／臨床経過　原因微生物感染　気道上皮傷害　気道上皮傷害に伴う炎症　膿性痰　気道上皮再生・修復　治癒）

第2章　頻度の高い順で考えよう："せき"のタイプ別鑑別診断と治療総論

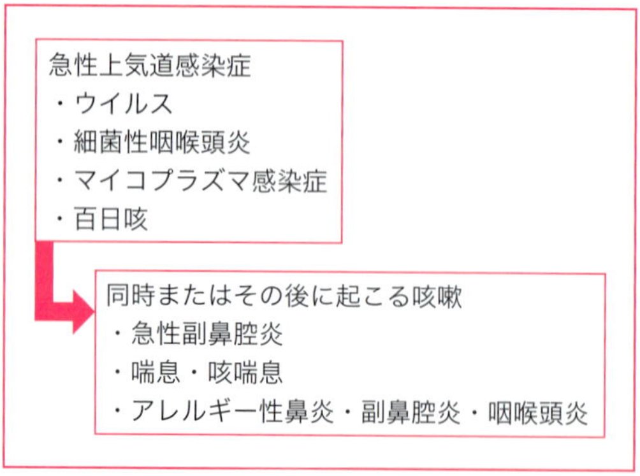

```
┌─────────────────────────────┐
│ 急性上気道感染症              │
│  ・ウイルス                  │
│  ・細菌性咽喉頭炎             │
│  ・マイコプラズマ感染症       │
│  ・百日咳                    │
│     │                        │
│     ▼                        │
│  ┌──────────────────────┐   │
│  │同時またはその後に起こる咳嗽│ │
│  │ ・急性副鼻腔炎          │   │
│  │ ・喘息・咳喘息          │   │
│  │ ・アレルギー性鼻炎・副鼻腔炎・咽喉頭炎│
│  └──────────────────────┘   │
└─────────────────────────────┘
```

図4 頻度の多い急性上気道感染症と，同時またはその後に起こる咳嗽（急性咳嗽）の考え方

　つまり感染後1〜2週間は上気道炎の疾患の治療，その後は喘息・咳喘息，アレルギー性鼻炎・副鼻腔炎・咽喉頭炎，胃食道逆流症（GERD）などの治療に変更することが必要です．

　喘息・咳喘息とアレルギー性鼻炎・副鼻腔炎・咽喉頭炎の診断と治療の詳細については第4章（p.57），第5章（p.74）で述べますが，ここではGERDのプライマリ・ケアでの診断について述べます．

② GERDは増加してきている

　わが国において，GERDは軽症を中心に，高齢者のみでなく若年者にも増加しています．喘息・咳喘息，アレルギー性鼻炎・副鼻腔炎・咽喉頭炎に一時的でも合併していることが多い疾患です．咳嗽のたびに腹圧が上がって胃の内容物が逆流しやすくなる場合も多く，咳嗽が治まるとGERD症状もなくなることがあるため，まずは咳嗽の原因疾患の治療が優先されます．**GERD症状は胃酸逆流症状（呑酸，胸やけなど）と運動不全症状（胃もたれ，食後すぐに満腹になる）に分けられますが，みぞおちから背部にかけての胸痛も多い症状で，診断の助けになります．**

> **GERD 症状が強くなる（出現しやすくなる）状況**
> ① 昼間に大きな声で会話中（横隔膜の動きがよくなるため）
> ② 前かがみになったとき（胃の圧迫）
> ③ 食後横臥したとき（解剖学的に逆流しやすい姿勢）

　上記も診断の助けになります．GERD の自覚症状が乏しい場合や，上部消化器内視鏡検査で所見が明らかでない場合でも，胃液の逆流により慢性咳嗽が起こることがあります．確定診断には 24 時間食道 pH モニタリングが望ましいですが，プライマリ・ケアでは実際難しいと思います．そこで，**図 5**[2)] **に示した問診票が GERD の診断と管理に有用**です．この問診票は，群馬大学の草野元康らの作成した FSSG（frequency scale for the symptoms of GERD，通称 F スケール）で，**消化器専門医以外のプライマリ・ケアでは有用です**[5)]．これは上部消化管内視鏡の GERD のロサンゼルス分類（LA 分類）grade O〔粘膜傷害（mucosal break）の消失〕と grade M（縦走血管不明瞭の下部食道粘膜の白色混濁，境界不明瞭な発赤所見）以上を GERD として診断するものです．**F スケールで 8 点以上を GERD とした場合に感度 62％，特異度 59％であり，このスコアは PPI や H_2 受容体拮抗薬などの薬物療法後に改善することが証明されており治療効果評価にも有用**です．ただ，あくまでもこの質問票はプライマリ・ケアでの診断であり，症状が改善しない場合には消化器内視鏡検査を行い食道癌などの疾患の鑑別が必要になります．治療は，食生活の改善，PPI などの制酸薬，消化管運動機能改善薬投与が基本で，特に若年では就寝 3 時間前以内の食事，夕食後のコーヒーやデザートの摂り過ぎ，ラーメンやソバなどの麺類の過剰摂取などに気をつけるだけでも改善するケースが多いです．

Fスケール問診票 FSSG (Frequency Scale for the Symptoms of GERD)

お名前 （ID：　　　　）　　歳　男・女　　記入日：平成　年　月　日

※あなたは以下にあげる症状がありますか？
　ありましたら、その程度を記入欄の数字（スケール）に○を付けて
　お答え下さい。

	質問	ない	まれに	時々	しばしば	いつも
1	胸やけがしますか？	0	1	2	3	4
2	おなかがはることがありますか？	0	1	2	3	4
3	食事をした後に胃が重苦しい（もたれる）ことがありますか？	0	1	2	3	4
4	思わず手のひらで胸をこすってしまうことがありますか？	0	1	2	3	4
5	食べたあと気持ちが悪くなることがありますか？	0	1	2	3	4
6	食後に胸やけがおこりますか？	0	1	2	3	4
7	喉（のど）の違和感（ヒリヒリなど）がありますか？	0	1	2	3	4
8	食事の途中で満腹になってしまいますか？	0	1	2	3	4
9	ものを飲み込むと、つかえることがありますか？	0	1	2	3	4
10	苦い水（胃酸）が上がってくることがありますか？	0	1	2	3	4
11	ゲップがよくでますか？	0	1	2	3	4
12	前かがみをすると胸やけがしますか？	0	1	2	3	4

酸逆流関連症状＝　　　点
運動不全（もたれ）症状＝　　　点

合計点数　□＋□＋□＋□

総合計点数　＝　□

その他、何か気になる症状があればご遠慮なくご記入ください。

M.Kusano et al.:J Gastroenterol.,39,888 (2004)　　　　©Eisai co, Ltd, 2002

図5　胃食道逆流症（GERD）診断のためのFスケール
（van Gageldonk-Lafeber AB, et al：A case-control study of acute respiratory tract infection in general practice patients in The Netherlands. Clin Infect Dis **41**：490-497, 2005）

B 花粉飛散時期，ほこり吸入後の咳嗽

> **基本のエッセンス**
> - 花粉飛散時期には花粉症症状とともに咳嗽を呈することが多く，喘息・咳喘息を合併していることが多い．
> - 通年性・季節性アレルギー性鼻炎の3割で咳嗽が発生する．
> - 引っ越しの前後，大みそかの大掃除時にはほこり吸入により，アレルギー性鼻炎・副鼻腔炎・咽喉頭炎と喘息・咳喘息が悪化する．
> - 遷延性・慢性咳嗽では咳喘息がもっとも多い．

① 花粉飛散時期の咳嗽の考え方

　花粉症の三大症状はくしゃみ，鼻汁，鼻閉であり，咳嗽を呈するというのはあまり聞きません．札幌市での話題ですが，当時札幌市立病院小児科におられた我妻義則先生が，シラカバ花粉飛散時期に悪化する咳嗽をわが国で初めて発表しました．その特徴は，喘鳴はなく咳嗽が主体というものでした．30年以上前はシラカバ花粉症自体が北海道ではまだ知られていない疾患で，症例はわずかでした．現在では，シラカバ花粉飛散時期には花粉症症状と咳嗽でプライマリ・ケアを訪れる患者さんは激増しています．図6に全国の花粉の飛散時期のイメージ図を，図7[6]に当院での花粉，ダニ，ハウスダストに対する感作率を示しましたが，この感作率は日本のそれぞれの地域で異なるので，花粉症に関しては一律に物を言うことはできません．各地域での実情に照らして診療する必要があります．

■シラカバ花粉症による咳嗽の考え方
① シラカバ花粉症に続発する咽喉頭炎により咳嗽を起こす
② シラカバ花粉症に喘息・咳喘息を合併した

　上記のどちらかかはまだ究明されていませんが，花粉症患者さんに対するカプサイシンによる咳感受性試験[7]では，花粉非飛散時期においても咳嗽の

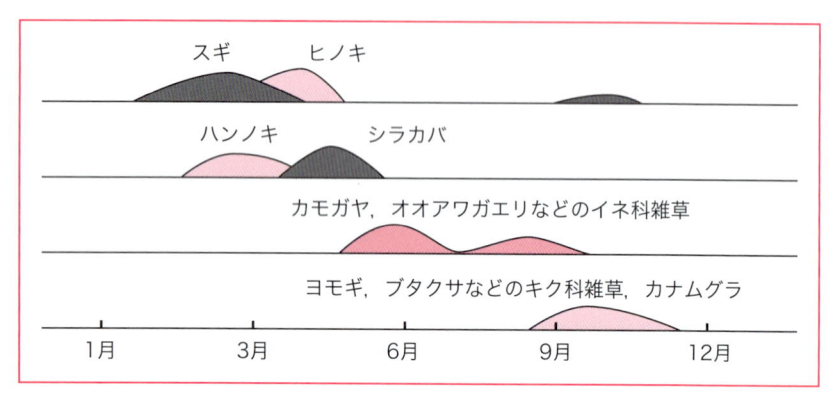

図6　全国の花粉の飛散時期（イメージ図）

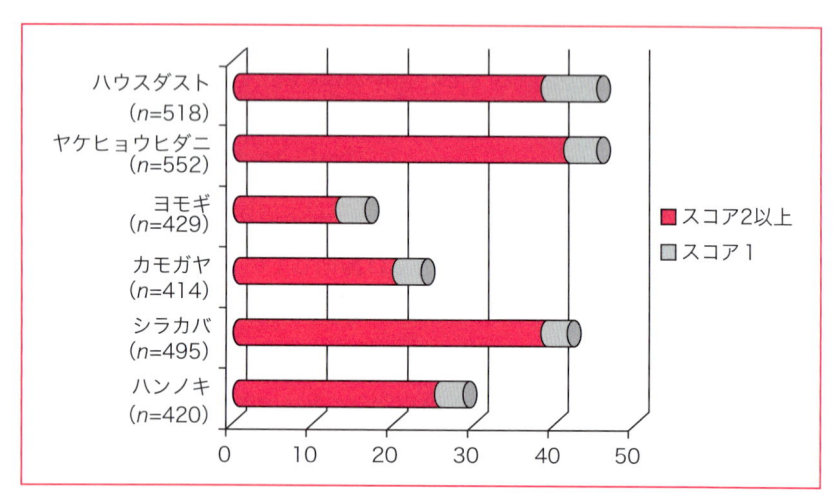

図7　医大前南4条内科（札幌市）を咳嗽で受診した573名のアラスタット3gによる血中特異的IgE抗体
（田中裕士，加藤　冠：内科医における花粉症診療の実際．Medical Practice **32**：657-661, 2015 より改変）

感受性が亢進していると報告されています．これは日本におけるアトピー咳嗽の概念で，花粉症に続発する咽喉頭炎によって咳嗽が出現することを裏づける内容です．これに対して，アレルギー性鼻炎患者さんにメサコリンを用いた気道過敏性検査を行うと，軽度に気道過敏性がみられ，喘息・咳喘息を合併していると思われることもプライマリ・ケアでよく経験します．

花粉の粒子径は一般に 10〜30 μm 程度で，水分を含んでいる場合とそうでない場合では大きさが異なります．また，落雷による osmotic pressure により完全な形ではなく壊れて破片状になり飛散している場合には 10 μm 以下になり，そのわずかな花粉のかけらは気管，気管支にも吸入される可能性があります．同様の現象は，スギなど他の花粉症にも当てはまります．

② 花粉症に合併する咳嗽の治療の原則

花粉症単独の場合には，H_1 受容体拮抗薬，ロイコトリエン受容体拮抗薬，点鼻ステロイドと原因抗原からの隔離を考慮した花粉対策マスク（サージカルマスク），鼻マスク，花粉メガネの装着などで改善します（表3）．このような花粉症への治療のみで咳嗽が完全に消失せず，患者さんの不満が募る場

表3　アレルギー性鼻炎の治療方法

- H_1 受容体拮抗薬
- 点鼻ステロイド薬
- ロイコトリエン受容体拮抗薬
- 漢方薬
- 経口ステロイド薬
- 点鼻血管収縮薬
- 内服血管収縮薬
- 免疫療法
  （最近，スギ，ダニに対する舌下免疫療法：シダトレン®，アシテア®，ミティキュア® も可能になった）
- 花粉対策マスク（サージカルマスク），鼻マスク，花粉メガネ

合には，喘息・咳喘息の合併を考え ICS または ICS/ 長時間作用性 β_2 刺激薬（LABA）を追加するとよいでしょう．

③ 喘息・咳喘息は遷延性・慢性咳嗽のなかでもっとも多い疾患

喘息・咳喘息はわが国の遷延性・慢性咳嗽のなかではもっとも高い頻度となっています（図8）[8,9]．喘息と咳喘息を合わせると6〜7割を占めますので，診断的治療としてまず第一に ICS，ICS/LABA を2週間投与して反応をみるという方法をとっている病院もあります．しかし，喘息・咳喘息と思われる患者さんを，治療歴，咳嗽の好発時間，咳嗽の性質などで少し絞り込むことが大切です．

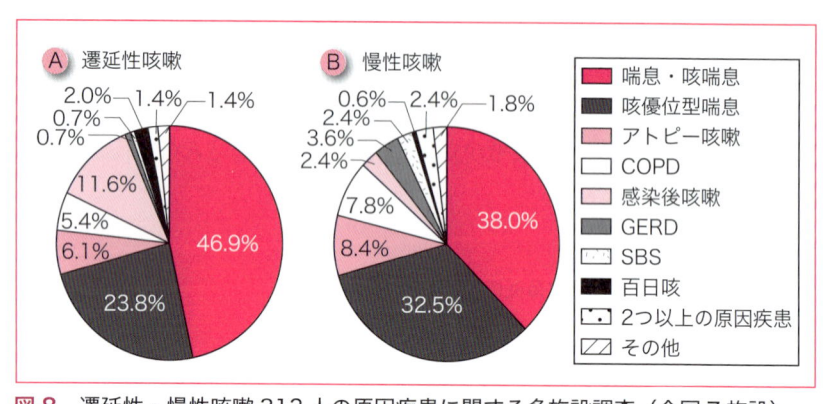

図8 遷延性・慢性咳嗽313人の原因疾患に関する多施設調査（全国7施設）
(Niimi A, et al : Cough variant and cough-predominant asthma are major causes of persistent cough : a multicenter study in Japan. J Asthma **50** : 932-937, 2013，新実彰男：咳の患者を診るときに，まず確認すべき10のポイント．Mebio **32**：5-11, 2015)

■咳喘息単独の場合を疑うポイント
①治療歴で，咳喘息と診断後 ICS または ICS/LABA 投与により咳嗽が 1 週間以内でほぼ消失
②咳嗽の好発時間が夜間〜早朝（特に 3 〜 6 時の間）
③鼻炎の合併症がない場合には乾性咳嗽
④ダニ，ほこり，ペット，カビなど通年性アレルゲンの特異的 IgE 抗体が陽性
⑤冷気，疲れ・ストレス，たばこや線香の煙で咳嗽が誘発されやすい

　喘息の長期管理薬としてもっとも効果的な抗炎症薬は ICS です．より重症例ではステロイド薬と気管支拡張薬の相乗効果をもつ ICS/LABA が治療の中心ですが，プライマリ・ケアでは現実的に，**吸入薬の副作用によって使用薬剤を変更せざるをえないことが多いように思えます**．その場合には貼付型 LABA（ホクナリン® テープ），テオフィリン徐放剤（テオドール®，ユニフィル® LA など），漢方薬（麻杏甘石湯® など麻黄の入っているもの）を用います．また，吸入方法がそれぞれの吸入器で異なるため，うまく吸入できない場合には治療効果は激減します．特に**高齢者では来院のたびに吸入指導したほうがよい場合があり，医師は短時間にポイントのみの吸入指導，看護師や薬剤師などの医療スタッフは実際の吸入器を用いて具体的に指導する**のが効果的と思います．喘息・咳喘息の具体的治療や吸入器の特徴・副作用についての詳細は第 4 章（p.57）に記載しました．

C 呼吸困難を伴う咳嗽

> **基本のエッセンス**
> - 呼気性呼吸困難は喘息・咳喘息，COPD および asthma-COPD overlap syndrome（ACOS），細気管支炎による．
> - 吸気性呼吸困難は，鼻閉のある肥厚性鼻炎，心因性咳嗽，過換気症候群による．
> - 呼気・吸気関係ない咳嗽は心不全，呼吸器疾患による．
> - 過敏性肺炎，間質性肺炎などの初期は，胸部 X 線では異常はないが咳嗽を呈する．

① 呼吸困難から分けた慢性咳嗽の診断ポイント（表4）

　喘息・咳喘息，COPD，asthma-COPD overlap syndrome（ACOS），細気管支炎の呼吸困難は，全肺野の細い気管支が狭窄または閉塞した結果，呼気が障害されることによって起きます．発作性の呼気性呼吸困難は喘息・咳喘息に多く，労作時の呼気性呼吸困難は COPD，ACOS，細気管支炎に多く出現します．COPD の治療薬は表5に示すように最近多種類化していますが，本書は咳嗽にテーマを絞っていますので詳細は他書を参考にしていただければと思います[10]．これに対して吸うときに苦しい吸気性呼吸困難は，アレルギー性鼻炎・好酸球性副鼻腔炎など上気道疾患による鼻閉，心因性咳嗽，過

表4　胸部 X 線で異常所見のない呼吸困難を伴う咳嗽　（頻度の高い疾患）

おもに呼気性の呼吸困難	喘息発作，COPD，細気管支炎
おもに吸気性の呼吸困難	アレルギー性鼻炎・好酸球性副鼻腔炎など上気道疾患による鼻閉，心因性咳嗽，過換気症候群
呼気・吸気関係ない呼吸困難	心不全，間質性肺炎（薬剤性，特発性），過敏性肺炎

換気症候群で起こり,本来の呼吸器の障害ではなく肺以外の要因で咳嗽が起こっていることが多いです.また,心不全や呼吸器の専門的疾患の多くは,呼気や吸気に関係なく呼吸困難を伴う咳嗽を呈します.最近増えていて問題なのが,薬剤の副作用としての薬剤性間質性肺炎です.特に高価な抗体製剤である分子標的治療薬投与により,胸部X線で陰影が出現する以前に遷延性・慢性咳嗽として現れることがあり注意が必要です.

② 呼吸困難の一般的評価法

呼吸困難(息切れ)を客観的に評価する標準方法として,修正MRC(mMRC)質問票(**表6**)[11]と,COPD assessment test(CAT)質問票(**図9**)[12]の2つがあります.プライマリ・ケアで重要な評価としてmMRCで2点以上,

表5 COPDの外来診療でおもに用いられる薬剤

吸入長時間作用性抗コリン薬		チオトロピウム(スピリーバ® 2.5 μg,レスピマット® 60吸入)
		グリコピロニウム(シーブリ®)
		アクリジニウム(エクリラ®)
		ウメクリジニウム(エンクラッセ®)
長時間作用性β₂刺激薬(LABA)	吸入	サルメテロール(セレベント®)
		インダカテロール(オンブレス®)
		ホルモテロール(オーキシス®)
	貼付薬	ツロブテロール(ホクナリン®テープ)
吸入配合薬	吸入ステロイド/長時間作用性β₂刺激薬(ICS/LABA)	SFC(アドエア®250,アドエア®エアゾール125/50)
		BFC(シムビコート®)
	長時間作用性β₂刺激薬/長時間作用性抗コリン薬(LABA/LAMA)	グリコピロニウム/インダカテロール(ウルティブロ®)
		チオトロピウム/オロダテロール(スピオルト®レスピマット®)
		ウメクリジニウム/ビランテロール(アノーロ®)
キサンチン製剤		テオフィリン徐放剤(テオドール®,ユニフィル®LA)

CATで10点以上あると，たとえばCOPDの場合には症状レベルが高いということになり治療も1ランク強いものを選ばなければなりません．**表6**[11]，**図9**[12]に示したように，外来で待っている間にどちらかを記載してもらうと，診察時間が短縮され効率的です．特に新患で，治療前の評価と，治療効果の評価にも有用です．筆者がいつも主張していることなのですが，多忙な外来で1つの質問で済ませるのなら，「同年代の人よりも平坦な道を歩くのが遅い，あるいは平坦な道を自分のペースで歩いているときに息切れのために立ち止まることがありますか？」と尋ねます．「はい」と答えた場合には，mMRCでグレード2以上となり重症の呼吸困難として対応します．

豆知識　薬剤性間質性肺炎初期における咳嗽

プライマリ・ケアで初期の薬剤性間質性肺炎を診断するためのポイントは，基礎疾患と薬剤について病歴聴取して下記をチェックすることです．

　①乾性咳嗽か
　②労作時息切れはあるか
　③捻髪音はあるか
　④ばち状指を呈しているか
　⑤胸部X線で異常所見なし（CTでは陰影あり）か
　⑥血中SP-D，KL-6のいずれかが上昇しているか
　⑦鎮咳薬で改善しない咳嗽か

医療用医薬品の添付文書情報（http://www.pmda.go.jp/）で間質性肺炎の副作用は検索でき，肺癌治療の分子標的治療薬では，ドライバー遺伝子とその分子標的治療薬（イレッサ®，タルセバ®，ジオトリフ®，タグリッソ®，ザーコリ®，アレセンサ®），血管新生阻害薬（アバスチン®），免疫チェックポイント阻害薬（オプジーボ®）のすべてに間質性肺炎の副作用があります．

表6 呼吸困難（息切れ）を評価する修正MRC（mMRC）質問票

グレード分類	あてはまるものにチェックしてください（1つだけ）	
0	激しい運動をした時だけ息切れがある．	☐
1	平坦な道を早足で歩く，あるいは緩やかな上り坂を歩く時に息切れがある．	☐
2	息切れがあるので，同年代の人よりも平坦な道を歩くのが遅い，あるいは平坦な道を自分のペースで歩いている時，息切れのために立ち止まることがある．	☐
3	平坦な道を約100m，あるいは数分歩くと息切れのために立ち止まる．	☐
4	息切れがひどく家から出られない，あるいは衣服の着替えをする時にも息切れがある．	☐

〔Global Initiative for Chronic Obstructive Pulmonary Disease. Grobal strategy for diagnosis, management and prevention of chronic obstructive pulmonary disease. 2011 Available at www.goldcopd.com〕

			点数
まったく咳が出ない	⓪①②③④⑤	いつも咳が出ている	☐
まったく痰がつまった感じがない	⓪①②③④⑤	いつも痰がつまっている感じがする	☐
まったく息苦しくない	⓪①②③④⑤	非常に息苦しい	☐
坂や階段を上がっても息切れがしない	⓪①②③④⑤	坂や階段を上ると，非常に息切れがする	☐
家での普段の生活が制限されることはない	⓪①②③④⑤	家での普段の生活が非常に制限される	☐
肺の状態を気にせずに外出できる	⓪①②③④⑤	肺の状態が気になって，外出できない	☐
よく眠れる	⓪①②③④⑤	肺の状態が気になって，よく眠れない	☐
とても元気だ	⓪①②③④⑤	まったく元気がない	☐

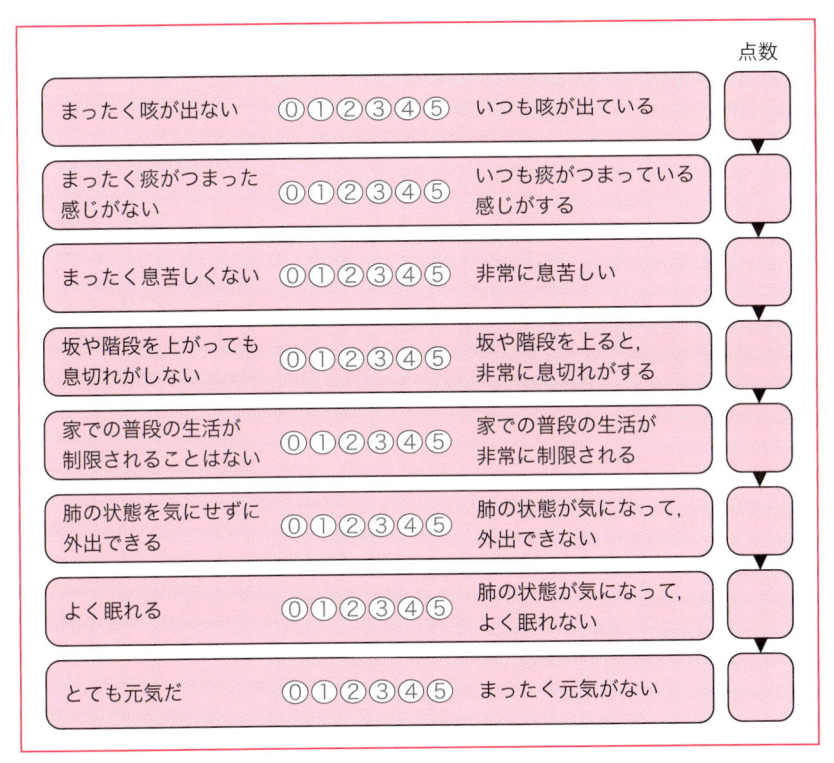

図9 CAT質問票
〔The GOLD Assessment Test website（http://www.catestonline.org/）〕

D 何年も続いている咳嗽

> **基本のエッセンス**
>
> - 圧倒的に多いのは慢性鼻炎・副鼻腔炎に伴う咳嗽，副鼻腔気管支症候群，慢性気管支炎である．
> - 数年前から感冒後に長引く咳嗽が残る症状が繰り返されている場合，喘息・咳喘息，通年性アレルギー性鼻炎・副鼻腔炎・咽喉頭炎による咳嗽（アトピー咳嗽）を考慮する．
> - 心因性咳嗽は時々みられる．
> - まれに，降圧薬の副作用による咳嗽や誤嚥の記憶のない気管異物によるものがある．

① もっとも多いのは副鼻腔炎の絡んだ咳嗽

　頻度が高いのは，慢性鼻炎・副鼻腔炎に伴う咳嗽，副鼻腔気管支症候群です（**表7**）．典型的な例は，「10年も前から喀痰の絡む咳嗽が1日中出ているが，年のせいだと思い我慢している」，「いつも湿性咳嗽があるが感冒のあとには特にひどくなる」などです．胸部X線では異常陰影はありませんが，副鼻腔X線やCT像で明らかになる場合も多いです．咽頭後壁はアレルギー性鼻炎・副鼻腔炎・咽喉頭炎のときよりも発赤は少なく，正常の場合もありますが，長期の炎症のため咽頭後壁に血管が目立つ場合もあります〔第5章（p.74）参照〕．多くの症例ではマクロライド少量持続療法＋去痰薬の組み合わせである程度は改善します．さまざまな組み合わせの治療があります．

表7 数年以上続いている軽度咳嗽の鑑別

- 慢性鼻炎・副鼻腔炎，副鼻腔気管支症候群
- 咳喘息
- COPD
- 好酸球性副鼻腔炎（合併する喘息治療中）
- 心因性（軽度のアレルギー性鼻炎合併が多い）
- ACE阻害薬，β遮断薬など薬剤性
- 気管支異物

➕ 処方例

① エリスロマイシン（200 mg） 2錠/2×　朝夕
　ムコダイン®（500 mg） 3錠/3×　毎食後
② クラリス® またはクラリシッド®（200 mg） 1錠/1×　夕
　ムコソルバン® L（45 mg） 1錠/1×　夕
③ クラリス® またはクラリシッド®（200 mg） 1錠/1×　朝
　ムコダイン®（500 mg） 3錠/3×　毎食後
④ 葛根湯加川芎辛夷を3ヵ月投与後，辛夷清肺湯に変更

　慢性副鼻腔炎単独の場合は①〜④のすべてが処方できますが，副鼻腔気管支症候群で慢性気管支炎または気管支拡張症を伴っている場合や，非結核性抗酸菌症の恐れもあることから，クラリス® またはクラリシッド® の投与を避けなければならないこともあります．つまり，非結核性抗酸菌の多くは，*Mycobacterium avium* complex（MAC）が多く，クラリスロマイシン単独治療を行うと耐性化を誘導することが知られており投与は避けなければなりません．言い換えると**副鼻腔気管支症候群の場合，抗菌薬投与前に喀痰検査や血液検査（キャピリア® MAC抗体ELISA）を行い，非結核性抗酸菌症でないことが確かめられるまでは，エリスロマイシンまたは漢方薬で治療し，非結核性抗酸菌症を除外診断できた時点でクラリスロマイシンに変更する治療**を行います．

このような慢性鼻炎・副鼻腔炎は細菌の持続感染によるものが主流でしたが，最近はアレルギー性または非アレルギー性の免疫反応が主体の副鼻腔炎が増加してきており，マクロライド少量持続治療では改善しない例が増加してきています．アレルギー性鼻炎に伴う副鼻腔炎と好酸球性副鼻腔炎です．詳細は第5章（p.74）で詳しく述べます．

② 感冒後のみ悪化する軽症咳喘息は無治療が多い

　本章でも述べたように，感冒後にのみ出現する軽度な咳嗽は，間欠的に数年間継続する場合があります．プライマリ・ケア的な診断的治療を行うとすれば，ICS，ICS/LABAの投与で改善したら咳喘息，アレルギー性鼻炎の治療薬を追加して改善した場合には咳喘息＋アレルギー性鼻炎でよいでしょう．問題はどの位継続しなければならないかですが，**軽症の場合まずは1ヵ月，その後は減量してみてよい**と思われます．

　その他の疾患で長期の咳嗽継続のため来院することは少なく，多くの疾患は進行しており胸部X線で異常がみられたり，通常の精密検査で明らかになったりします．表7に示した疾患が現在でもまれに存在しますが，若年者の心因性咳嗽，後期高齢者における降圧薬の副作用による咳嗽も頭の片隅に入れておいたほうがよいと思います．以下に降圧薬による咳嗽の1例を提示します．

> **症例1　10年以上継続した軽度乾性咳嗽（91歳，女性）**
>
> 高血圧と不安神経症で近医の内科医から10年以上治療を受けていました．軽度の乾性咳嗽が10年以上継続していましたが，軽度のため「年のせい」として片付けられていました．主治医の内科医もご高齢で，地域医療に長年にわたり貢献してきたことから患者さんの信頼も厚い方でしたが，近所の友人に当院を勧められ受診．筆者はまさかと思いましたが，降圧薬として投与されたβ遮断薬であるテノーミン®を中止してみたところ，咳嗽は数日内に治まり，同時に投与されていたリーゼ®も中止したところ，生まれ変わったのではないかと思うくらい体の調子がよくなりました．

文献

1) Mäkelä MJ, et al：Viruses and bacteria in the etiology of the common cold. J Clin Microbiol **36**：539-542, 1998
2) van Gageldonk-Lafeber AB, et al：A case-control study of acute respiratory tract infection in general practice patients in The Netherlands. Clin Infect Dis **41**：490-497, 2005
3) 田中裕士：咳嗽治療薬．Pocket Drugs 2016，小松康宏，渡邉裕司（編），医学書院，東京，pp2, 212-220, 2016
4) 日本呼吸器学会 咳嗽に関するガイドライン第2版作成委員会（編）：咳嗽に関するガイドライン，第2版，メディカルレビュー社，東京，pp2, 24-25, 2012
5) 草野元康：問診―QUESTおよびFスケール―．日本臨牀 **65**：846-851, 2007
6) 田中裕士，加藤 冠：内科医における花粉症の実際．Medical Practice **32**：657-661, 2015
7) Pecova R, et al：Cough reflex sensitivity testing in seasonal allergic rhinitis patients and healthy volunteers. J Physiol Pharmacol **59**（Suppl 6）：557-564, 2008
8) Niimi A, et al：Cough variant and cough-predominant asthma are major causes of persistent cough：a multicenter study in Japan. J Asthma **50**：932-937, 2013
9) 新実彰男：咳の患者を診るときに，まず確認すべき10のポイント．Mebio **32**：5-11, 2015
10) 田中裕士（編）：もう悩まない！喘息・COPD・ACOSの外来診療 名医が教

える吸入薬の使い分けと効果的な指導法，羊土社，東京，2016
11) Global Initiative for Chronic Obstructive Pulmonary Disease. Grobal strategy for diagnosis, management and prevention of chronic obstructive pulmonary disease. 2011 Available at www.goldcopd.com
12) The GOLD Assessment Test website (http://www.catestonline.org/)

第3章 問診の肝！過去の治療内容と症状からわかる本当の診断

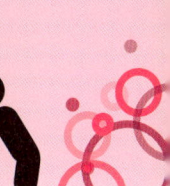

基本のエッセンス

- 過去の咳嗽の治療薬の効果履歴が診断の決め手となる．
- 咳嗽の誘発因子で病気をある程度絞り込む．
- 難治性咳嗽の場合には，原因が2つ以上存在することが多い．
- 咽頭部の発赤と痛みを呈する場合，嚥下痛があるのが感染性，ないのがアレルギー性である．
- 喫煙歴も忘れずに確認する．

診断のポイント

- 「咳嗽が繰り返し起こる」ことが喘息・咳喘息，アレルギー性鼻炎・副鼻腔炎・咽喉頭炎に伴う咳嗽の診断につながる．
- 慢性咳嗽の原因としては喘息・咳喘息がもっとも多く，「感冒ですね」と言われ，数ヵ所の医療機関を転々として数ヵ月以上経過してしまうことがある．
- 何年間も継続している軽症の咳嗽では，副鼻腔気管支症候群を第一に疑い，次に喘息・咳喘息，アレルギー性鼻炎・副鼻腔炎・咽喉頭炎に伴う咳嗽を考える．
- 過去の治療歴で吸入ステロイド（ICS），ICS/長時間作用性β_2刺激薬（LABA），長時間作用性抗コリン薬（LAMA）の効果があった場合には，1週間以内に効果があったかを聞く．4週間以上かかって効いていたという場合，薬剤に効果なく自然回復した可能性がある．

> - 診断的治療の場合は，絨毯爆撃的な治療は避け原因疾患を絞った治療を行う．
> - 湿性咳嗽，微熱でいくつかの医療施設を受診している病歴の場合には，胸部X線で陰影の見えづらい気管支結核（鼻炎を合併していることもある）を疑う．

　本章では，過去にも咳嗽のため医療機関を受診したことのある患者さんや，治療をしても咳嗽が治まらない患者さんを診るときのポイントを解説します．

① 過去に効いていたICS/LABAがなぜ効かないのか？

　具体的に「過去に咳喘息と言われICS/LABAの吸入で改善していた治療歴のある症例で，今回も咳嗽で来院し，再度同じICS/LABAを吸入投与されるも効果がなかった」ケースの問診について，注意点を述べてみたいと思います．

①**過去の治療内容の確認**：止まらない咳嗽で来院するということは，前医での治療に効果がなかったということになりますので，その治療内容を聞き出すことが大切です．多くの場合，セフェム系やペニシリン系の抗菌薬投与を含む急性上気道炎治療や，咳喘息を疑ってのICSやICS/LABA投与が行われています．

②**過去の治療の妥当性の検討**：発熱を伴う急性咳嗽の多くは感冒（ウイルスや細菌感染）であり，その初期治療は妥当と思われますが，感冒をきっかけに喘息・咳喘息，アレルギー性鼻炎・副鼻腔炎・咽喉頭炎を併発した可能性があります．

③**過去の診断に見落としがないかの確認**：前医での治療効果がなかったことからみて，感冒のみの症例，喘息・咳喘息のみの症例単独でないことが想像

されます．

④**前医での治療効果の検討**：そうすると，以前に ICS/LABA の吸入で改善したというのはどういうことか？という疑問が生じます．よく聞いてみると，吸入開始後 2 ヵ月ほどで咳嗽は消失したということでした．これを患者さんは「効果があった」と申告していたのです．筆者の解釈では，以前の改善は治療効果ではなく，単に自然軽快したためだと考えます．**治療効果は早ければ翌日，遅くとも 1 週間以内には現れ，咳嗽の程度は半分以下になるはずで，2 ヵ月もかかることはあり得ません．**ですから過去の ICS/LABA の吸入は効果がなかったものと解釈します．

⑤**もう一度問診**：振り返ってこの症例の問診をよく聞くと，痰の絡む湿性咳嗽であり，前回発症時と同じであることが判明しました．咽頭後壁の視診で敷石状の発赤，呼気中一酸化窒素の低値，副鼻腔 CT にて下鼻甲介の肥厚を認め，また鼻汁が流れる所見とシラカバ花粉症の既往から，**感冒の炎症をきっかけとしたアレルギー性鼻炎悪化に伴う咳嗽と診断**しました．

⑥**治療法の再考**：H_1 受容体拮抗薬，点鼻ステロイド薬，ロイコトリエン受容体拮抗薬，短期の経口ステロイド薬投与により速やかに改善しました．

このように，**前医の薬が効かなかった理由について考察することが大切**です．なお，問診および病歴聴取のコツについては冒頭「診断のポイント」にまとめています．

② 診断的治療は原因疾患を絞り，病態を考えた治療を心がけよう

前医の治療で効果不十分の場合，患者さんはドクターショッピングをすることが多いです．どんな咳嗽にも効く魔法の薬はありません．一般に咳嗽で精密検査を行う施設は少なく，**プライマリ・ケアでは診断的治療に頼ることが多いです**．一方，絨毯爆撃のような処方をされても，咳嗽が止まらなくて来院する患者さんも少なからずいます．

たとえば，ICS/LABAの吸入薬，H_1受容体拮抗薬，テオフィリン徐放剤，ロイコトリエン受容体拮抗薬，プロトンポンプ阻害薬（PPI），リン酸コデイン，中枢性非麻薬性鎮咳薬，マクロライド系抗菌薬，去痰薬，麦門冬湯などの漢方薬を同時投与されている場合があります．仮にこの処方で咳嗽が止まっても，何が原因疾患かわからず，薬をどれから減量するか否かについて困惑すると思います．これだけ投与するとそれぞれの疾患に対する薬の種類がかえって少なくなり効果不十分になります．

確かに2つ以上の原因疾患がある場合は薬の種類は増えます．種々の検査で喘息・咳喘息が否定され，アレルギー性鼻炎・副鼻腔炎・咽喉頭炎と胃食道逆流症（GERD）が合併している重症化した慢性咳嗽の場合には，点鼻ステロイド薬，H_1受容体拮抗薬，ロイコトリエン受容体拮抗薬，PPI，消化管運動機能改善薬，粘膜保護薬の6種類を処方します．そこで**効果がなければ診断が間違っているか，他疾患を併発しているかのどちらかですので鑑別診断**を行います．アレルギー性鼻炎・副鼻腔炎・咽喉頭炎の後鼻漏による咽喉頭粘膜の傷害と，GERDの胃酸逆流による食道喉頭粘膜の傷害という2つの病態により，患者さんは咽喉頭異常感として「喉がイガイガする」，「痰がのどに貼りついた感じ」，「喉が詰まった感じ」などと表現するのかと思います．

最近はPM2.5，黄砂などの大気汚染物質濃度がインターネット上などで定期的に報じられ，これらの**汚染物質の濃度が高い日には，同様な咽喉頭異常感**を訴えます．これら**大気汚染物質が高濃度の日には通常のアレルギー性鼻炎・副鼻腔炎・咽喉頭炎とGERDの治療のみでは咳嗽は治まらず**，一段強い治療とN95マスク（興研株式会社の排気弁付のマスク ハイラックかからんぞ®）の装着を勧めています．また，喫煙で咳嗽が悪化することも明らかであり問診では重要なポイントです．

③ 咽頭痛と発赤がある場合には嚥下時の痛みがあるか否かを質問する

急性咳嗽では感冒などの上気道感染症が多いですが，

> ①ウイルス感染の特徴：病変が多くの臓器にまたがる
> ②細菌感染の特徴：原則として1つの臓器に1種類の菌が感染する

といわれています[1].

　たとえば，A群溶連菌による咽頭炎では咳嗽が少ないといわれているのは，咽頭のみへの感染で，気管支には感染していないことの現れと思われます．また，咽頭炎が本当に感染症によるものであれば嚥下痛があり，特に**細菌性感染の場合には強い咽頭痛が多く，食事で痛みが改善しない場合が多い**と思われます[1]．それに対して**ウイルス性では食事中に軽快する場合が多く，咳嗽時にのみ増強する咽頭痛**が特徴です．アレルギー性咽喉頭炎では，**咽頭の発赤があるにもかかわらず咽頭痛がほとんどない**ことが多いようです．まれですが，他の疾患（狭心症，心筋梗塞，くも膜下出血，大動脈解離など）で軽症の場合には，嚥下痛のない咽頭痛があることがあり注意が必要です[1].

④ 咳嗽が残る場合には複数疾患の合併がある

　「初診時の咳嗽の強さを10とすると現在はいくつまで改善しましたか？」という質問は，治療の効果判定にもっとも役立つ診療ツールです．咳嗽治療がうまくいった場合には1週間以内に少なくとも5ぐらいまで減少する必要があります．最終的に0になるのが理想的ですが，**多くの場合は3か2と答えます．**この場合の解釈として，**現在罹患している疾患への治療が不十分である可能性**と，**ほかにまだ病気が合併している可能性**の2つが考えられます．咳嗽診療の難しさの原因は，複数の原因を合併していることが多く，その傾向が最近増加しているためです．咳嗽の誘発因子を問診でよく聞くことも，第2章で述べたような鑑別方法以外の診断の手掛かりになると思います（表1）[2].

表1 咳嗽の誘発因子で疾患をある程度絞り込む

寒暖差,冷気	喘息・咳喘息,咳優位型喘息,アレルギー性鼻炎・副鼻腔炎・咽喉頭炎 (気道過敏性亢進,呼気中一酸化窒素上昇)
疲労・ストレス	喘息・咳喘息,咳優位型喘息
タバコ・線香の煙,香水	咳優位型喘息
花粉	アトピー咳嗽(アレルギー性鼻炎・副鼻腔炎・咽喉頭炎)
香辛料,食事	GERD
リフォーム,新築の家	化学物質過敏症

(Matsumoto H, et al:Cough triggers and their pathophysiology in patients with prolonged or chronic cough. Allergol Int **61**:123-132, 2012 より作成)

文献

1) 岸田直樹:誰も教えてくれなかった「風邪」の診かた 重篤な疾患を見極める!,医学書院,東京,pp27-44, 2012
2) Matsumoto H, et al:Cough triggers and their pathophysiology in patients with prolonged or chronic cough. Allergol Int **61**:123-132, 2012

第4章 診断がつけば容易に止まる咳喘息だが

こんな場合は咳喘息を疑おう

- 夜間から朝方，特に3～6時に咳嗽で目が覚める．
- 「感冒がよくなったあとも続く乾性咳嗽で，喘鳴や呼吸困難は伴わない」というエピソードがここ2～3年は続いている．
- 市販の咳止めや中枢性鎮咳薬が効かない．
- アレルギー性鼻炎・咽喉頭炎がある．

基本のエッセンス

- 慢性咳嗽で来院する患者の半数以上を占める．
- 咳喘息では炎症により軽度の気道収縮が起こるが，気管支炎では気道収縮が起こらない．
- 喘息の前段階や軽症と考えられる．
- 治療を途中で中断すると，経過中に喘鳴が出現して喘息に移行する例がある．
- 咳喘息単独よりも，アレルギー性鼻炎・副鼻腔炎・咽喉頭炎や胃食道逆流症（GERD）の合併例のほうが多い．

診断のポイント

- 胸部X線で異常なく，咳嗽発作時でも連続性ラ音は聴取されない．
- 気管支拡張薬の投与（吸入，貼付，内服）で咳嗽が改善する．
- スパイロメトリーでは正常範囲のことが多く，肺活量が大きいため，吸入気管支拡張薬投与前後での気道可逆性検査が陽性〔1秒量（FEV_1）で200 mL以上かつ12%以上の改善〕となることが少ない．

- 気道過敏性の亢進，呼気中一酸化窒素や喀痰中好酸球の上昇が認められ補助診断となるが，亢進や上昇しない例も多く，注意が必要である．

治療のポイント

- 第一選択は吸入ステロイド（ICS）または気管支拡張薬であり，重症の場合には ICS/ 長時間作用性 β_2 刺激薬（LABA）である．
- 治療開始 1 週間以内に改善しなければ，アレルギー性鼻炎・好酸球性副鼻腔炎・咽喉頭炎や GERD の合併を考え治療薬を追加する．
- 治療期間は，明らかに季節性のある場合には毎年その時期に限定して治療し，感冒などで頻繁に咳嗽発作が出る場合には 2 年を目途に投与を継続する．
- 吸入薬の特徴・副作用を知る．

① まずは咳喘息の基本をおさえる

　咳喘息は 1970 年代に Corrao ら[1]が初めて提唱し，「**遷延性・慢性咳嗽が主症状で，喘鳴と呼吸困難を伴わず，呼吸機能では低下を示さない**」と定義されています[1〜3]．咳喘息および喘息（典型的・咳優位型を含めて）は慢性咳嗽のなかでもっとも頻度が高く，わが国の検討ではその 60 〜 70％を占めるようになってきました[4]〔第 2 章 図 8（p.40）参照〕．咳喘息にかかりやすいのは 40 〜 50 歳代と，それより若い成人ですが，基本的にすべての年齢で発症し，成人では 6 対 4 で女性に多いとされています[4]．

　咳喘息は乾性咳嗽で，咳嗽は夜間から早朝（朝 3 〜 6 時）に悪化することが多いですが，昼間のみに咳嗽を認める症例も存在します．**好酸球性気道炎症とアトピー素因があり，呼気中一酸化窒素が上昇**しますが，上昇していない場合も結構あります．気道過敏性亢進は多くの症例で存在し，ICS 単剤や，ICS/LABA の配合薬が著効し，早ければ 2, 3 日で咳嗽は改善します．副作用などで吸入薬が使用できない場合には貼付型長時間作用性 β_2 刺激薬

(ホクナリン® テープ）とロイコトリエン受容体拮抗薬，またはテオフィリン徐放剤で代用する場合もあります．これらの治療薬は喘息の軽症と同じ処方であり，欧米では咳喘息を軽症喘息の亜型（咳優位型喘息）としてとらえています．治療期間は現実的には症状の改善があれば1ヵ月ぐらいで来院されなくなる患者さんが多いですが，抗炎症作用から考えて少なくとも3ヵ月間は継続したいものです．

② 気道可逆性試験は有用か

スパイロメトリーを用いて気管支拡張薬を吸入（サルタノール® インヘラー2～4吸入またはベネトリン® 吸入液0.5 mL＋生理食塩水2.0 mLをネブライザーで吸入）し，15～20分後のFEV$_1$が200 mL以上かつ12％以上改善した場合，気道可逆性試験陽性として喘息の診断に有用です．

> **気道可逆性試験陽性であった場合考えられる疾患ベスト3**
> ① 喘息
> ② asthma-COPD overlap syndrome（ACOS）
> ③ 咳喘息

咳喘息の場合，若年成人で呼吸器機能が正常である場合が多く，FEV$_1$が200 mL以上改善しても，気管支拡張薬吸入前のFEV$_1$が大きいため12％を超えることはなかなかありませんので，気道可逆性試験のみで診断をつけることは難しいと思います[5]．この**気道可逆性試験を行うにあたって重要なのは，スパイロメトリーを行うときの掛け声です**．吸って吸ってから思い切って吐くときに，なるべく早く，勢いよく吐いてもらうことがコツです．2, 3回行ってもっともよい値を選ぶときは，ピークフローが高く，努力性肺活量（FVC）が大きいものを採用します．施行者はできれば検査技師が一番よいのですが，プライマリ・ケアでは慣れた看護師さんを1人養成して，同

じ看護師さんに吸入気管支拡張薬前後で行ってもらってください．

一方，咳優位型喘息という診断名がありますが，気道可逆性試験は喘息と同じで，咳喘息との違いは，**経過で喘鳴が聴取されたことがある場合は咳優位型喘息，全くない場合が咳喘息です**．両疾患間に根本的な差があるのかについては明らかになっていません．

③ 咳嗽が改善しない咳喘息はどう考えたらよいのか

この問題点がプライマリ・ケアではもっとも重要なところとなります．咳喘息単独の場合には，ICS，ICS/LABA，気管支拡張薬投与により1, 2週間で咳嗽が改善します．この時点で咳嗽が改善しない場合，**図1**に示す原因が考えられます．また，『咳嗽に関するガイドライン第2版』では，**咳喘息を軽症と中等症以上の2つに分けて対応する**ようになっています（**表1**）[2]．医療機関をわざわざ受診する患者さんの多くは中等症以上で，前日咳嗽のため不眠となっている場合が多いです．筆者の印象ですが，**咳喘息と臨床的に診断して咳嗽が止まらない場合には，アレルギー性鼻炎・副鼻腔炎・咽喉頭

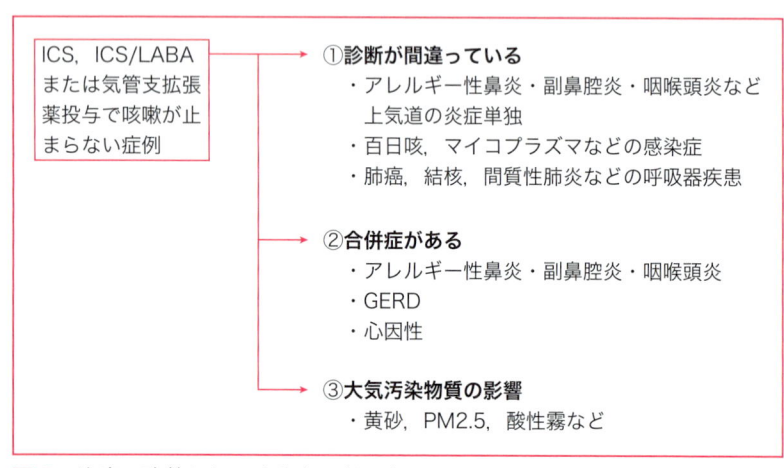

```
ICS，ICS/LABA     →  ①診断が間違っている
または気管支拡張         ・アレルギー性鼻炎・副鼻腔炎・咽喉頭炎など
薬投与で咳嗽が止           上気道の炎症単独
まらない症例           ・百日咳，マイコプラズマなどの感染症
                        ・肺癌，結核，間質性肺炎などの呼吸器疾患

                  →  ②合併症がある
                        ・アレルギー性鼻炎・副鼻腔炎・咽喉頭炎
                        ・GERD
                        ・心因性

                  →  ③大気汚染物質の影響
                        ・黄砂，PM2.5，酸性霧など
```

図1 治療で改善しない咳喘息の考え方

炎が主体で，咳喘息がそれに付随していることがもっとも多いと思います（図1）．表1[2)]の中等症以上の咳喘息治療の記載のなかに，ロイコトリエン受容体拮抗薬以外の抗アレルギー薬（H_1受容体拮抗薬）の併用を考慮してもよいという文言がありますが，これは暗にアレルギー性鼻炎・副鼻腔炎・咽喉頭炎の合併を意味していると解釈しています．なぜなら，咳喘息の発症機序にH_1受容体の関与はこれまで報告されていないからです．北海道で多い，春のハンノキ，シラカバ，夏のイネ科，秋の雑草のすべての花粉にアレルギーをもっている場合，それぞれの花粉飛散時期に咳嗽が悪化します．アレルギー性鼻炎・副鼻腔炎・咽喉頭炎をもっている症例では，もともと軽度の気道過敏性が存在することも多く，これらの疾患は喘息発症の危険因子となっていることは周知の事実です．**GERDの合併，心因性咳嗽の合併も見逃せません**が，それぞれの治療薬を追加投与することにより改善します〔第2章（p.30），第8章（p137）参照〕．

また昨今，大気汚染物質が問題となっており，咳嗽治療がうまくいかない原因の1つとなっています．**札幌市でも時々酸性エアロゾル，黄砂や**

表1 咳喘息の治療開始前の重症度と重症度別治療指針

	軽症	中等症以上
症状	・症状は毎日ではない ・日常生活や睡眠への妨げは週1回未満 ・夜間症状は週1回未満	・症状が毎日ある ・日常生活や睡眠が週1回以上妨げられる ・夜間症状は週1回以上
長期管理薬	・中用量吸入ステロイド薬（使用できない場合はLTRA）	・中～高用量吸入ステロイド薬，±LABAまたはLTRAまたはテオフィリン徐放製剤（LABAは配合薬の使用可） ・2剤以上の追加やLTRA以外の抗アレルギー薬の併用を考慮してよい
発作治療薬	・吸入SABA頓用 ・効果不十分なら短期経口ステロイド薬	・吸入SABA頓用 ・効果不十分なら経口ステロイド薬（症状に応じて治療開始時から数日間併用してもよい）

LABA：長時間作用性β_2刺激薬，LTRA：ロイコトリエン受容体拮抗薬，SABA：短時間作用性β_2刺激薬

〔日本呼吸器学会 咳嗽に関するガイドライン第2版作成委員会（編）：咳嗽に関するガイドライン，第2版，メディカルレビュー社，東京，pp44, 2012〕

> **豆知識** cough hypersensitivity syndrome（咳感受性亢進症候群）はまだ新しい概念
>
> 　プライマリ・ケアでは，抗喘息薬，アレルギー性鼻炎・副鼻腔炎治療薬，GERD治療薬，中枢性麻薬性鎮咳薬，漢方薬を投与しても咳嗽が治まらない，原因不明で難治性の慢性咳嗽に対する治療薬について新知見が報告されています．一般に，気道粘膜下組織に存在する感覚神経であるc線維や，神経線維の太いAδ線維など咳嗽の発生に関与する神経線維上の受容体が過敏になっているという概念は，これまで日本で提唱されてきたアトピー咳嗽です．最近これとは別に，難治性の慢性咳嗽に対し，中枢神経，c線維やAδ線維を介した咳感受性亢進の関与を推測する，cough hypersensitivity syndrome（咳感受性亢進症候群）という概念が提唱されています[6,7]．
>
> 　たとえば，アデノシン三リン酸（ATP）は後根神経節神経，後角神経や上位中枢神経を介して痛み情報の伝達に関与していますが，これら神経細胞上に存在するATP受容体の1つであるP2X$_3$受容体阻害薬の2週間の投与によって，プラセボと比較して74％の鎮咳効果があるという第Ⅱ相試験結果が報告されています[8]．また治療薬候補として神経調節薬が取り上げられ，鎮咳効果があるのではないかと推測されています．抗うつ薬であるアミトリプチリン（トリプタノール®），末梢性鎮痛薬であるプレガバリン（リリカ®），抗てんかん薬であるガバペンチン（ガバペン®）などが候補に上がっていますが，まだエビデンスが少ないため今後の検討が必要と思われます．

PM2.5の飛散量が比較的多い日には，咳嗽やのどのイガイガ感を訴え来院する咳喘息やアレルギー性鼻炎・副鼻腔炎・咽喉頭炎の患者さんが増加します．この場合にはPM2.5対応のN95マスク（興研株式会社，ハイラック かからんぞ®）（図2）を推薦しています．

　このマスクには排気弁（一方向の）がついており，マスクからの空気の漏れが5％以下（市販の多くのマスクの漏れ率は40〜50％）で，少し恰好

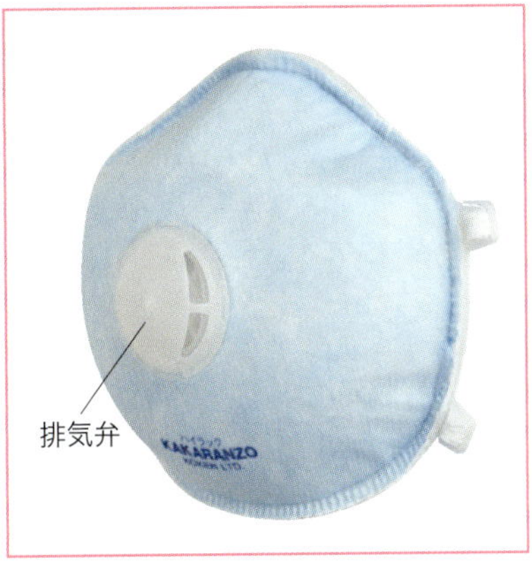

排気弁

図2 PM2.5対応のN95マスク（ハイラック かからんぞ®）

はよくありませんが有用です．当院でもインフルエンザ流行期に職員にマスクを着けてもらった結果，一人もインフルエンザにかかりませんでした．

④ ICS，ICS/LABAの特性を考えて咳喘息を治療する

　ガイドラインは公共的役割をもっているため，ICSやICS/LABAのそれぞれの製剤についての優劣や特徴を記載することができません．しかし最近，吸入薬の種類が多くなりましたので（表2，3[9)]），その使い分けについて記載します．

a 吸入方法から

　吸入薬は，①粉の吸入薬の入っているドライパウダー吸入器（dry powder inhaler：DPI），②スプレー式の吸入である加圧噴霧式定量吸入器（pressurized metered-dose inhaler：pMDI），③ソフトミスト吸入器（soft mist inhaler：SMI），④ネブライザーを用いた吸入の4種類があります（表4）．プライマリ・ケアで院内に置く吸入薬は，ICS，ICS/LABA，SMIを各1種類ぐ

第4章　診断がつけば容易に止まる咳喘息だが

表2 喘息吸入薬の種類

発作治療薬	吸入気管支拡張薬：気管支を一時的に広げる	サルタノール®，メプチン®，メプチン®スイングヘラー，メプチン® クリックヘラー ベロテック®，アイロミール® など
長期管理治療薬	ICS	フルタイド®，パルミコート®，キュバール®，オルベスコ®，アズマネックス® など パルミコート® 懸濁液
	ICS/LABA：気管支を広げ，気管支壁の炎症を抑制する	アドエア®，シムビコート® フルティフォーム®，レルベア®
	吸入LAMA	スピリーバ® レスピマット®

表3 吸入ステロイド / 長時間作用性 β_2 刺激薬配合薬（ICS/LABA）

種類	商品名（吸入ステロイド/吸入気管支拡張薬）	吸入補助具	規格μg	吸入回数	特徴
pMDI	フルティフォーム (FP/FM)	あり	50/5 125/5	2回/日	スペーサーはあってもなくてもよい．125/25が主体．新規発症に
	アドエアエアゾール (FP/SM)	あり	50/25 125/25 250/25	2回/日	スペーサーを必ず使用．DPIでコントロール困難症例に
DPI	シムビコート (BUD/FM)	なし	160/4.5	2回/日	症状の変化の激しい症例にはSMART療法が保険適用．1種類で軽症から重症まで対応可能
	レルベア (FF/VL)	なし	100/25 200/25	1回/日	多忙，生活の不規則な症例に1日1回の吸入．100/25が主体
	アドエア (FP/SM)	なし	100/50 250/50 500/50	2回/日	定期的に1日2回吸入できる症例．250/50が主体で最強の500/50でも1回1吸入で1日2回

pMDI：加圧定量噴霧式吸入器，DPI：ドライパウダー式吸入器，FP：フルチカゾンプロピオン酸，FM：ホルモテロール，SM：サルメテロール，BUD：ブデソニド，FF：フルチカゾンフランカルボン酸，VL：ビランテロール

（田中裕士：内科：アレルギー・免疫 新規発症気管支喘息患者に対する薬剤の選択基準と使いわけ．医事新報 **4779**：58-59, 2015）

表 4 喘息吸入器の種類

DPI	ICS	フルタイド® ディスカス（50, 100, 200 μg）：60 吸入 フルタイド® ロタディスク（50, 100, 200 μg）：1 ディスクに 4 吸入 アズマネックス® ツイストヘラー（100, 200 μg）：60 吸入 パルミコート® タービュヘイラー（100, 200 μg）：56 吸入と 112 吸入
	ICS/LABA	シムビコート®（1 規格）：30 吸入と 60 吸入 アドエア®（100, 250, 500 μg）：28 吸入と 60 吸入 レルベア® エリプタ（100, 200 μg）：14 吸入と 30 吸入
pMDI	ICS	キュバール®（50, 100 μg）：100 吸入 オルベスコ®（50, 100, 200 μg）：56 吸入，112 吸入 フルタイド® エアゾール（50, 100 μg）：60 吸入と 120 吸入
	ICS/LABA	フルティフォーム®（50, 125 μg）：56 吸入と 120 吸入 アドエア® エアゾール（50, 125, 500 μg）：120 吸入
SMI	LAMA	スピリーバ レスピマット®（1 規格）
ネブライザー	ICS	パルミコート® 吸入液（0.25, 0.5 mg, 2 mL）

らいでよいかと思います．

✿ b 吸入回数から

　以前は 1 日 2 回の定期吸入と決まっていましたが，最近の新薬ではこれにこだわらない吸入回数の薬が登場してきています（表5）．

　定期的に 1 日 1 回もしくは 2 回投与するのが基本となっています．忙しい患者さんでは 1 日 1 回が好まれますが，1 回忘れると 2 日間無治療になりますので，もし決まった時間に吸入できなければ，1 日 1 回は必ずどの時間帯でもよいので吸入するように指導します．しかし，まじめに定期的に吸入しているにもかかわらず，喘息が悪化する場合があります．その場合には，これまではサルタノール®，メプチン® など短時間作用性吸入 β_2 刺激薬（SABA）を 1 回 2 吸入 1 日 4 回までレスキュー吸入していました．しかし，気管支拡張薬のみの吸入は，ニュージーランドでのベロテック® の過剰吸入

表5　吸入回数による分類

1日1回	ICS	アズマネックス®，オルベスコ®
	ICS/LABA	レルベア®
	LAMA	スピリーバ® レスピマット®
1日2回	ICS	フルタイド® ディスカス，パルミコート®，キュバール，アズマネックス®，フルタイド® ロタディスク®
	ICS/LABA	シムビコート®，フルティフォーム®，アドエア® ディスカス，アドエア® エアゾール
SMART療法 (single inhaler maintenance and reliever therapy) 療法		シムビコート®

により喘息死が増加したという過去の教訓から避けたいものです．そこで，軽症と中等症の症例に対してシムビコート®のSMART療法が登場しました．シムビコート®には即効性のLABAであるホルモテロールが含まれているため，SABAと同様に効果は15分以内に出ます．シムビコート®には即効性LABAと同時に抗炎症作用のあるICSが含まれており，気管支拡張効果と同時に抗炎症効果も期待されます．SMART療法には具体的には以下の2つの方法があります．

①シムビコート®を朝夕各1吸入しているにもかかわらず症状が悪化した場合は，自己判断でさらに1日合計6吸入まで追加吸入してもよい．
②シムビコート®を朝夕各2吸入しているにもかかわらず症状が悪化した場合は，自己判断でさらに1日合計4吸入まで追加吸入してもよい．

　SMART療法はシムビコート®にのみ認められており，1日のなかで症状が変動しやすい環境にいる場合や，感冒により咳嗽症状などが一時悪化する場合などがよい適応となります．
　アズマネックス®はわが国では1日2回吸入で保険適用になっていますが，米国では1日1回吸入の適用になっており，実際にはどちらの使用で

もよいかと思います．1日1回の吸入にはオルベスコ® もありますが少し効果が弱いので，強力なレルベア® から一気にオルベスコ® に落とすと症状が再燃してくる場合があります．そこでステップダウンの際には，レルベア® からオルベスコ® に変更するのではなく，その間にアズマネックス® を入れるとよいと思います．

c 吸入粒子径の大きさから

以前は平均粒子径が大きい5μm前後の吸入薬は中枢気道，1μm前後の吸入薬は末梢気道，2～3μmの吸入薬は中枢および末梢気道の両方に沈着しやすいといわれていました．しかしその後，どんなに粒子径の小さな吸入薬を吸入しても，中枢気管支にしか薬が沈着しないことがわかりました．つまり，吸入するときの空気の量が150 mLの場合には，0.1μmの粒子径の吸入薬を吸っても中枢にしか薬剤は沈着せず，800 mLの空気で吸入するとやっと肺全体に広く分布します[10]．そこで筆者は，**pMDIでは3秒間は薬の噴射がなくなっても吸い続けるように**指導しています．ちなみに**その後は5秒間は息を止めて，3秒間で同じスピードで鼻から呼出する**ようにさせています．DPIでも軽く息を吐いて，深く大きく，なるべく長く吸入するように指導しています．

粒子径の大きさですが，超微粒子で平均粒子径が1μm前後の吸入薬はキュバール® とオルベスコ® のみです．軽症や中等症の症例のほとんどは，最終的にこれら2つの吸入薬に行き着くと思っています．いつまでもICS/LABAの吸入に頼らざるをえないのは，①重症と中等症の一部，②喘息・咳喘息の増悪原因が究明できずその排除ができていない場合，③職業性喘息・咳嗽で原因を避けることができない事情がある場合，④アドヒアランスが悪く吸入薬をさぼることが多い場合です．多いのは①と④ですが，特に④の場合には，普段さぼっているので，感冒などでひどい発作となった場合には強力なICS/LABAが必要となるのです．具体的には，1年に2回程度しか来院せず多忙を理由に1回の受診で2～3個の強力なICS/LABAとSABAを持って帰るよ

うな患者さんですが，これは救急外来で大発作が起こる危険なタイプです[11]．

粒子径の問題に戻りますが，一般に DPI のほうが pMDI より粒子径が大きいですが，粒子径の大きさについての議論は最近はめっきり減りました．欧米の学会では 6μm 以下の粒子径の吸入薬の割合のほうが，粒子径の平均値よりも肺全体への沈着に寄与するという発表もあります．

d 副作用の種類から

筆者は吸入薬は副作用が多い薬と思っています．各社の副作用の頻度は少なく記載されていますが，その理由は，ごくわずかな程度の副作用で，少し長く吸入していると減弱するものは無視されているためと思っています．患者さんに聞くと，全く副作用のない方も多いですが，わずかな副作用でも気にしていることが多く，アドヒアランスの低下につながっていると思います．喘息患者さんは図 3[12] に示すように早期に吸入薬の使用率が低下しており，

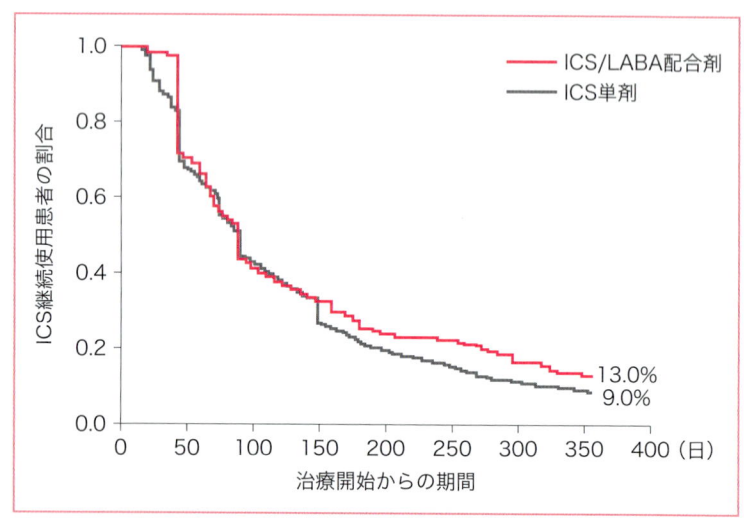

図 3 ICS 単剤および ICS/LABA 配合剤の継続使用率の比較
(Breekveldt-Postma NS, et al：Treatment with inhaled corticosteroids in asthma is too often discontinued. Pharmacoepidemiol Drug Saf **17**：411-422, 2008)

慢性疾患である喘息・咳喘息の再発と QOL 低下の原因となっています．その理由として，症状がなくなったので中止したという場合が多く，これまでは患者教育がよくないという論議が多いようでしたが，軽度の副作用によって減薬したり中止している症例も多く存在します．

1）構音障害，嗄声

これは吸入薬，特に ICS/LABA では永遠の課題です．少しぐらい声がかすれても，喘息の呼吸困難や咳喘息の眠れない夜のことを考えれば我慢しなさいという理論も正しいです．しかし，プライマリ・ケアでは患者さんから「声がかすれるほど強い薬なので嫌だ」，「仕事で声を使う仕事なので，夕方になるにつれて声がかすれるとお客さんに迷惑がかかっている」，「カラオケが人生の唯一の楽しみなのに声がかすれる」，「声楽家なので高音部が全く出なくなり困る」などの声があがります．筆者が大学病院に勤めていたときは少々クレームはありましたが，最近は前記のようなコメントを多くもらうようになり困惑しています．**ICS/LABA よりも ICS 単独にすると少しは嗄声が少なくなり解決する場合がありますが，それでもダメな場合には，DPI ならアズマネックス®，pMDI ならオルベスコ® を勧めます**．これらの吸入薬でも耐えきれない嗄声であれば，ホクナリン®テープ，ロイコトリエン受容体拮抗薬，テオフィリン徐放剤，漢方薬，経口ステロイド薬から選択し，重症度に合わせ組み合わせて使用することも検討します．

2）動悸，振戦

気管支拡張薬（β_2 刺激薬）による動悸，振戦は初診時の喘息・咳喘息診断時にわかります．スパイロメトリーを用いた SABA の吸入前後での気道可逆性試験で，吸入後 1 時間は，程度の差はあれ動悸や振戦が出現する患者さんがいます．また，ICS/LABA，SABA やホクナリン®テープでの治療後に出現することもあります．この副作用も短時間で軽度なことが多いのですが，患者さんはものすごく嫌がり，薬剤中止の原因となっています．**対策としては抗コリン薬の使用が 1 つの手ですが**，β_2 刺激薬ほどのキレの良さはあり

ません．SABAの代用としてはテルシガン®でしょうか．しかし，2016年10月ごろに販売中止となる予定で残念です．ICS/LABAの代替としてはICSとスピリーバ®レスピマット®（LAMA）の2剤への変更でしょうか．LAMAの使用は健康保険では重症持続型喘息に適用があり，病名に注意が必要です．もう1つの方法として，ICS/LABAのなかで比較的動悸と振戦が少ないのがレルベア®ですので，一度は試してみるのもよいと思います．

3）口内炎，口腔内カンジダ，食道カンジダ

これらの副作用は**吸入前に1回と吸入後5回のうがい**（丁寧なうがいなら3回）が十分に行われていないと起こります．以前，消化器内科の先生から，ICSまたはICS/LABA吸入中の患者さんの食道カンジダの頻度が高いとの指摘を受けたことがあります．また，慢性咳嗽でICS投与中の患者さんが，咳嗽が増悪したためICSを増量したあと耳鼻科を受診し，咽喉頭カンジダと診断され，ICSを中止にして抗真菌薬を投与したところ咳嗽が改善したということもまれにあります．軽症ならファンギゾン®シロップ，フロリードゲル®，それより重症なら内服の抗真菌薬の投与が必要です．

また，pMDIのなかではアドエア®エアゾール，フルタイド®エアゾールは吸入時の衝撃力が強く，スペーサーがなければ，吸入した薬剤の多くが口腔内，咽喉頭に付着して細気管支に沈着する率が低くなります．吸入時には，透明な容器のスペーサー（当院ではエアロチャンバー）を装着して吸入すると副作用が少なくなります．その他のpMDIでも，口内炎やカンジダ症が出る場合にはスペーサー装着が必要と思われます．

4）その他

副作用とは別の話になりますが，**pMDIの噴射に必要な手指筋力が足りないため，pMDIが使用できない患者さん**がいます．その対策として，**吸入補助器が各メーカーから無料で配布**されていますので，各メーカーに相談されることをお勧めします．たとえばICS/LABAであるフルティフォーム®については，全例に吸入補助器「フルプッシュ®」を装着して処方するよう院外

薬局に指示しており好評を得ています．

⑤ 咳喘息における吸入薬の選び方，使い方

　図4[2)]に示したように，気道平滑筋が軽度に収縮する咳喘息では，平滑筋内の知覚神経終末（モルモットではAδ線維）が過敏に反応して咳嗽が起こると推測されています．つまり**咳喘息では気管支拡張薬で気道平滑筋を弛緩させることによって，その平滑筋内に存在するとされている知覚神経終末の過剰反応性を少なくして咳嗽を止める**とされています．したがって臨床現場ではICS単独，ICS＋LABA（吸入または貼付薬）など気管支拡張薬を中心に治療し，軽症の場合には，ロイコトリエン受容体拮抗薬，テオフィリン徐放剤なども使用しています（**表6**）．このうちSABA，LABA単独投与は診断時や増悪時には用いますが，喘息の場合と同様に最初は効果がみられますが，

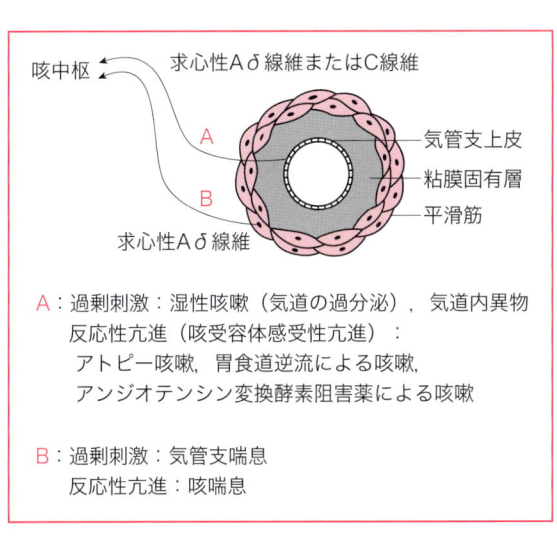

A：過剰刺激：湿性咳嗽（気道の過分泌），気道内異物
　　反応性亢進（咳受容体感受性亢進）：
　　　アトピー咳嗽，胃食道逆流による咳嗽，
　　　アンジオテンシン変換酵素阻害薬による咳嗽

B：過剰刺激：気管支喘息
　　反応性亢進：咳喘息

図4　咳嗽の発生機序と咳嗽反射の求心経路
〔日本呼吸器学会 咳嗽に関するガイドライン第2版作成委員会（編）：咳嗽に関するガイドライン，第2版，メディカルレビュー社，東京，pp44, 2012〕

長期の単独使用により気道の炎症がかえって悪化してしまい咳嗽が再燃しますので，SABAやLABA単剤の治療は危険です．また，『咳嗽に関するガイドライン第2版』では，軽症の場合には，第一選択はICS単独で2週間治療を行い，完全に咳嗽は止まらないまでも効果がゼロではなければ，その後適当な時期に気管支拡張薬を用いた気道可逆性試験を行うか，LABAなどの気管支拡張薬を追加するとされています．表6に，プライマリ・ケアで実際に使う咳喘息の治療薬を，咳嗽が軽い場合と重い場合，頻度が高い合併症が存在する場合に分けて示しました．掲載している薬剤の組み合わせ以外もありますが，紙面の都合上割愛させていただきました．これらの薬剤の投与で1週間以内，早ければ1，2日以内に咳嗽が治まる場合にはまずは診断が間違っていなかったと判断します．しかし，長期に症例の経過をみていると，途中から別の病態に変化する場合，たとえば心因性の因子が途中から加わることもあり，苦戦する場合も多々あります（表7）．

表6 咳喘息の初期治療

咳嗽が軽い例	咳喘息単独	ICS，またはロイコトリエン受容体拮抗薬，またはテオフィリン徐放剤 ICS＋貼付型LABA
	咳喘息とアレルギー性鼻炎・上咽頭炎の合併	ICS＋点鼻ステロイド＋H$_1$受容体拮抗薬
	咳喘息とGERDの合併	ICS＋PPI
咳嗽が重い例	咳喘息単独	ICS/LABA または ICS/LABA＋ロイコトリエン受容体拮抗薬
	咳喘息とアレルギー性鼻炎・副鼻腔炎・咽喉頭炎の合併	ICS/LABA＋点鼻ステロイド＋H$_1$受容体拮抗薬＋経口ステロイド薬（短期）
	咳喘息とGERDの合併	ICS/LABA＋PPI＋消化管運動機能改善薬

表7 咳喘息に合併頻度の多い疾患

・アレルギー性鼻炎・副鼻腔炎・咽喉頭炎
・GERD
・好酸球性副鼻腔炎
・心因性咳嗽

文 献

1) Corrao WM, et al：Chronic cough as the sole presenting manifestation of bronchial asthma. N Engl J Med **300**：633-637, 1979
2) 日本呼吸器学会 咳嗽に関するガイドライン第2版作成委員会（編）：咳嗽に関するガイドライン 第2版, メディカルレビュー社, 東京, pp44, 2012
3) 日本アレルギー学会喘息ガイドライン専門部会（監）：喘息予防・管理ガイドライン 2015, 協和企画, 東京, pp269, 2015
4) Niimi A, et al：Cough variant and cough-predominant asthma are major causes of persistent cough：a multicenter study in Japan. J Asthma **50**：932-937, 2013
5) 田中裕士, 加藤 冠：咳喘息と喘息. 耳鼻咽喉科・頭頸部外科 **87**：813-819, 2015
6) Morice AH：Chronic cough hypersensitivity syndrome. Cough **9**：14, 2013
7) Song WJ, Chang YS：Cough hypersensitivity as a neuro-immune interaction. Clin Tansl Allergy **5**：24, 2015
8) Abdulqawi R, et al：P2X$_3$ receptor antagonist（AF-219）in refractory chronic cough：a randomized, double-blind placebo-controlled phase 2 study. Lancet **385**：1198-1205, 2015
9) 田中裕士：内科：アレルギー・免疫 新規発症気管支喘息患者に対する薬剤の選択基準と使いわけ. 医事新報 **4779**：58-59, 2015
10) Möller W, et al：Deposition, retention, and translocation of ultrafine particles from the central airways and lung periphery. Am J Respir Crit Care Med **177**：426-432, 2008
11) Sekiya K, et al：Severe or life-threatening asthma exacerbation：patient heterogeneity identified by cluster analysis. Clin Exp Allergy **46**：1043-1055, 2016
12) Breekveldt-Postma NS, et al：Treatment with inhaled corticosteroids in asthma is too often discontinued. Pharmacoepidemiol Drug Saf **17**：411-422, 2008

第5章 意外に多いアレルギー性鼻炎・副鼻腔炎・咽喉頭炎に伴う"せき"

A　アレルギー性鼻炎・副鼻腔炎・咽喉頭炎

> **こんな場合はアレルギー性鼻炎・副鼻腔炎・咽喉頭炎に伴う遷延性咳嗽を疑おう**
> - 強い咳嗽が一度出始めたら止まらないが，その後ピタッと全く出ない時間がある（発作性咳嗽）．
> - 感冒治癒後にも喉のイガイガ感が長期に残り，前胸部の喉頭〜気管から咳が出る感じがする．
> - 咽頭後壁の発赤と敷石状変化があり，扁桃腺表面に発赤がない．
> - 喀痰は出ないか透明である．
> - 吸入ステロイド/長時間作用性β_2刺激薬（ICS/LABA）で効果のない喘息・咳喘息で，アレルギー性鼻炎・副鼻腔炎・咽喉頭炎の既往がある．

基本のエッセンス

- 喘息患者の約7割が通年性・季節性アレルギー性鼻炎を合併しており，アレルギー性鼻炎・副鼻腔炎・咽喉頭炎に伴う咳嗽は，健常者よりも喘息患者に多い．
- ウイルスまたは細菌による上気道・下気道感染後に発症することが多く，多くは1〜2ヵ月程度で自然治癒する．
- 冷たく乾いた空気の吸入，笑ったあと，長電話の際に咳嗽が出現する．

> **診断のポイント**
> - 喘息・咳喘息に合併していることが多く，咳嗽は一度出ると止まらないが全く出ない時間帯もあり，これを交互に繰り返す．
> - 痰の絡む咳嗽の好発時間帯は19時から徐々に増加し，就寝時前後から朝3時までと，起床後の朝6～9時の間である．
> - 鼻腔内粘膜の腫脹蒼白，咽頭後壁にみられる敷石状の発赤，上から下への細長い発赤がみられる．
> - 副鼻腔X線で，下鼻・中鼻甲介の肥厚や篩骨洞炎を疑う所見が多い．
> - CT検査で仰臥位になった途端，咳嗽が出現するのも特徴である．
>
> **治療のポイント**
> - アレルギー性鼻炎・副鼻腔炎・咽喉頭炎の治療薬により通常2週間程度で症状は改善するが，喘息・咳喘息を合併している場合も多く，両方の治療が必要なこともある．
> - 点鼻ステロイド薬は，鼻閉が緩和されている入浴後の15分以内に行う．

① アレルギー性鼻炎・副鼻腔炎・咽喉頭炎の診断

　最近，アレルギー性鼻炎・副鼻腔炎・咽喉頭炎に咳嗽を併発する患者さんが増加しています．本書では，あえてアレルギー性鼻炎とアレルギー性副鼻腔炎を区別することはしていません．その理由として，アレルギー性鼻炎がある場合には，時期によってアレルギー性副鼻腔炎を合併する場合とそうでない場合があり，いちいちCTを撮って確認するほど大きく治療内容は変わらないからです．アレルギー性鼻炎の治療に抵抗性の場合にのみCTで再評価して，アレルギー性副鼻腔炎が重症の場合には耳鼻咽喉科の専門医に紹介したいものです．

　外来診察で**咽頭後壁を観察すると**，咳嗽が出現している患者さんの多くで

粘膜の発赤，敷石状の凹凸や上下に細長い発赤隆起がある一方，隣接している扁桃腺が正常であることがあります（図1）．**これらの所見は慢性咳嗽の鑑別時に特に有効**です．鼻腔から咽喉頭に向かって1日3〜5L流れているといわれる鼻汁分泌物に一致する部位のみが発赤するという奇異な所見であるため，容易に気づくことができます．そのとき問題になるのは，原因がアレルギーなのか，感冒のウイルスなのかそれとも細菌なのかということです．後鼻漏として落ちてくる喀痰または鼻汁が透明な場合，可能であれば鼻腔内を観察し，下鼻甲介の粘膜が通常の淡い赤と比べ蒼白になっていればアレルギー性を強く疑います．**プライマリ・ケア医が鼻腔を観察するには小児用の拡大耳鏡を用いるとよい**でしょう．また，保険適用になっている鼻汁中好酸球数の検査で好酸球が増加していることを確かめ，アレルギー性鼻炎・副鼻腔炎・咽喉頭炎の診断をより確実にすることも重要です．

咳嗽の出方にも特徴があります．**アレルギー性鼻炎・副鼻腔炎・咽喉頭炎**

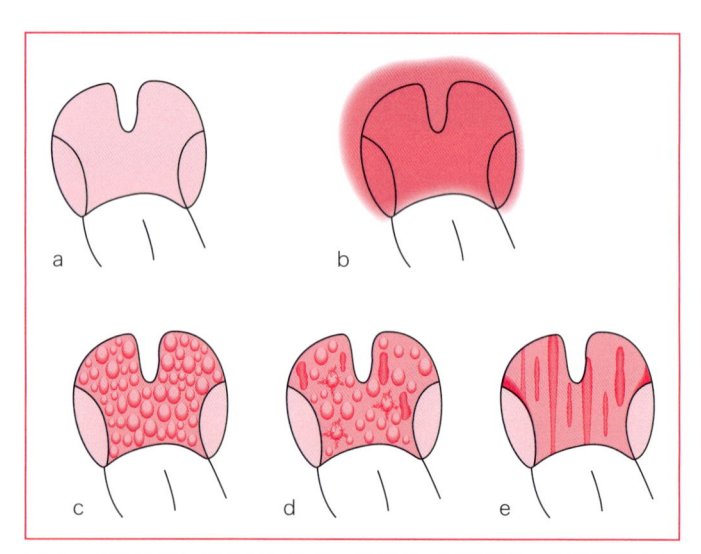

図1 慢性咳嗽に伴うアレルギー性鼻炎・副鼻腔炎・咽喉頭炎を示唆する咽頭後壁の所見のパターン
a：健常者，b：感冒時で扁桃腺および咽頭後壁すべての粘膜が不均等に発赤している，c〜e：日常診療上，慢性咳嗽に伴うアレルギー性鼻炎・副鼻腔炎・咽喉頭炎でよく見かけるもので，後鼻漏のある咽頭後壁のみが発赤し，扁桃腺表面は正常という奇異な所見としてとらえられる．

では鼻腔から後鼻漏として咽喉頭に落ちてくる痰は，気管・気管支から出てくる喀痰よりも粘稠度が高く切れにくいのが特徴です．つまり**後鼻漏からの痰の刺激による咳嗽は，強く行わないと痰が切れないため，大きな声を伴った強くて止まらない咳嗽**として現れ，鼻腔からの痰がなくなるとピタッと止まり，次の痰が鼻腔にたまるまで咳嗽が起きないと推測されます（発作性咳嗽）．これはアレルギー性鼻炎・副鼻腔炎・咽喉頭炎のみに限定した現象ではなく，通常の感冒後の副鼻腔炎や好酸球性副鼻腔炎など他の病態でも起こりうると思います．

　鼻粘膜で起こるアレルギーがあると副鼻腔粘膜にも炎症を起こしやすくなりますが，その関係は不明で，**花粉症の時期に副鼻腔炎が増えることはありません．したがって，アレルギー性副鼻腔炎自体を単独に問題視する必要はなく，アレルギー性鼻炎とセットになっている**と理解したほうがよいと思われます．副鼻腔X線およびCT所見では，下鼻甲介の腫脹や，篩骨洞炎，上顎洞内に嚢胞がみられますが（図2），あくまでも補助診断です．

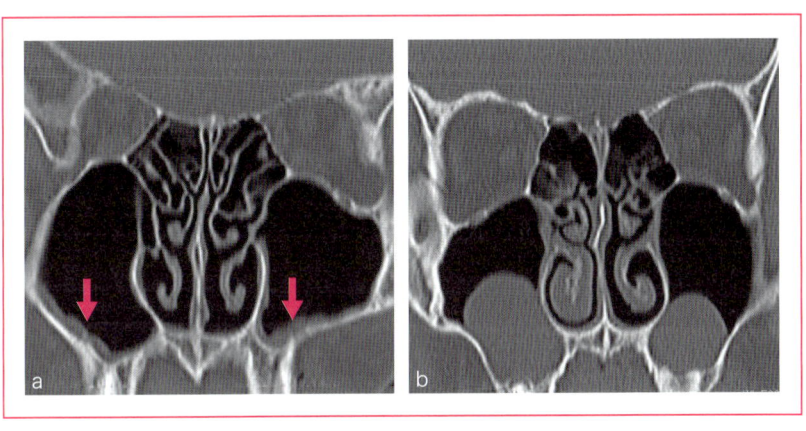

図2　アレルギー性鼻炎・副鼻腔炎の副鼻腔CT像
a：軽度の上顎洞炎があり，上顎洞粘膜の軽度の肥厚（➡）がみられるがほぼ正常に近い所見である．通常，この所見では正常としてしまうが後鼻漏がひどい場合がまれにあるため注意が必要である．b：下鼻甲介の肥厚の左右差があり，両側上顎洞内に嚢胞がみられ，典型的なアレルギー性鼻炎・副鼻腔炎の所見と思われる．

> **➕ 処方例：アレルギー性鼻炎の治療**
>
> ①軽症例
> - ナゾネックス® 点鼻薬　1回2噴霧　両鼻腔内　1日1回　入浴後
> - アレジオン®（20 mg）1錠/1× 夕食後
> - キプレス® またはシングレア®（10 mg）1錠/1× 夕食後
>
> ②重症例
> - コールタイジン® 点鼻薬　1日2回　朝夕
> - リンデロン® 点鼻薬　1日2回　朝夕
> - アレグラ（60 mg）4錠/2× 朝夕 または
>   ディレグラ®　4錠/2× 朝・夕食前
> - オノン®（125.5 mg）4錠/2× 朝・夕食後

② なぜ内科・呼吸器科を受診するのか

　前述したように鼻汁分泌液は生理的に鼻腔から咽喉頭にかけて流れていますが，乾燥や再吸収などのため，咽喉頭部に流れているという自覚症状は通常ありません．しかし鼻腔のアレルギー炎症は，この流れに乗って咽喉頭部にも炎症が波及し（全例発赤しているとは限りません），いわゆる喉のイガイガ感，違和感が発端となって咳嗽が起きるものと考えます．耳鼻科ではなく**内科・呼吸器科を患者さんが多く受診するのは，咳嗽が前胸部（喉頭から気管上部に一致する部位）と気管から出てくるように感じているため**で，事実筆者の外来での問診では，この訴えが半数以上でした．おそらく副交感神経（迷走神経）支配が共通のため，咽喉頭での炎症を気管の炎症と感じるのかもしれません．また，就寝時に鼻腔からの鼻汁分泌液が直接気管まで流入し，気管にも炎症を起こしている，いわゆる鼻汁の誤嚥によるものかもしれませんがこの点については不明です．副鼻腔のCTの撮影時には仰臥位とな

るため，**仰向けになった途端，急に咳嗽がひどく出現する**のが特徴です．CT所見では腫脹している下鼻甲介（腫脹していない場合もありますので注意が必要．図2参照）から咽頭部に向けて鼻汁のしずくと思われる陰影が多くの症例で観察されます．

B 好酸球性副鼻腔炎

こんな場合は好酸球性副鼻腔炎を疑おう

- 鼻がいつも詰まっていて，コーヒーや冷蔵庫内のにおいが半年〜数年以上わからない．
- 血中好酸球数がいつも高い．
- ICS，ICS/LABA，長時間作用性抗コリン薬（LAMA）で喘息を適切に治療しているのに，頻回に喘息発作を起こす．
- 咳嗽や喉頭異常感がしつこい．

基本のエッセンス

- 好酸球性副鼻腔炎に伴う咳嗽は難治性，再発性である．
- 高い頻度でアスピリン喘息を伴う．
- Ⅰ型アレルギー反応ではない．

診断のポイント

- 副鼻腔X線よりもCTで，病変は両側性で，上顎洞炎よりも篩骨洞炎が優位に出現するのが特徴．
- 鼻茸（ポリープ）がある．
- 血中好酸球数が5%以上ある．

治療のポイント

- 好酸球性副鼻腔炎の場合は，経口ステロイド薬の短期投与が必要な場合が多い．
- 軽症の場合は加圧噴霧式定量吸入器（pMDI）の超微粒子ICSの鼻吸入，鼻呼出が有効である．

> ・ゾレア® の保険適用はないが，重症喘息を合併しているために投与された症例では有効な場合が多い．

① 好酸球性副鼻腔炎は重症度別に考える

　好酸球性副鼻腔炎の診断フローチャートは，厚生労働省難治性疾患克服事業「好酸球性副鼻腔炎の疫学，診断基準作成等に関する研究」の成果での診断基準をもとに図3[1, 2)]に示しました．本症はアレルギー性鼻炎・副鼻腔炎と症状は似ていますが，全く異なる機序，少なくともⅠ型アレルギー反応で

慢性副鼻腔炎	スコア
両側病変	3点
鼻茸（ポリープ）あり	2点
篩骨洞陰影/上顎洞陰影 ≧1	2点
血中好酸球（％）2<≦5%	4点
5<≦10%	8点
10≦	10点

好酸球性副鼻腔炎の確定診断
組織中好酸球数：70個以上

スコア<11 → 一般的非好酸球性副鼻腔炎

スコア≧11 → 血中好酸球数5%以上かつ篩骨洞炎優位がある
　いいえ／はい → 気管支喘息，アスピリンアレルギー，非ステロイド抗炎症薬（NSAIDs）アレルギーのいずれか1つを合併／気管支喘息，アスピリンアレルギー，NSAIDsアレルギーのいずれか1つを合併

好酸球性副鼻腔炎：軽症／中等症／重症

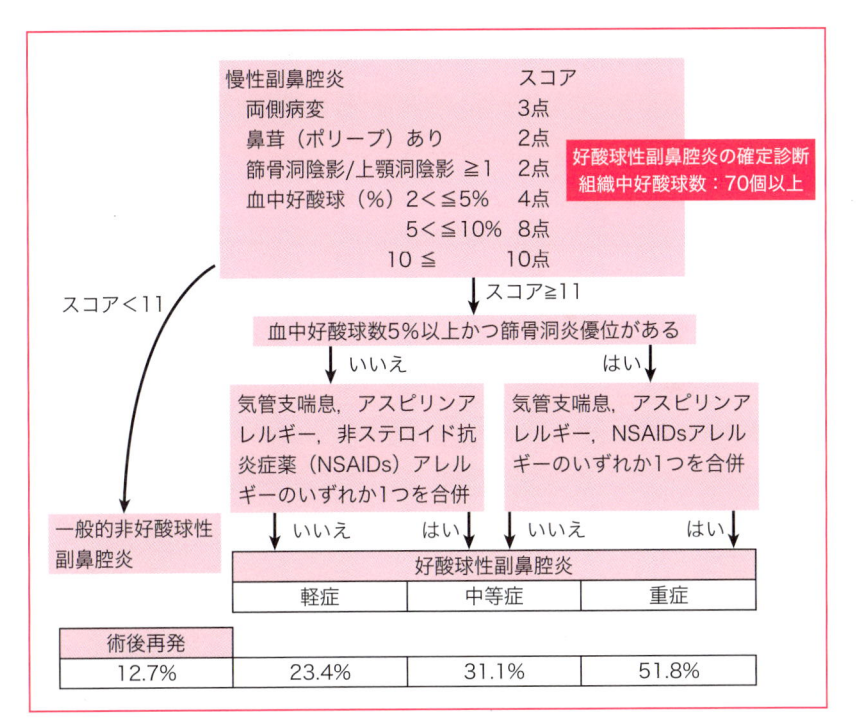

術後再発			
12.7%	23.4%	31.1%	51.8%

図3　副鼻腔炎の診断フローチャート
（藤枝重治, ほか：好酸球性副鼻腔炎の診断基準：JESREC Study. 日鼻誌 53：75-76, 2014/Tokunaga T, et al：Novel scoring system and algorithm for classifying chronic rhinosinusitis：the JESREC Study. Allergy 70：995-1003, 2015 より改変）

はない機序で起こるとされています．耳鼻咽喉科的には，アレルギー性鼻炎・副鼻腔炎では透明な分泌物がみられますが，好酸球性副鼻腔炎では膠状の分泌物が鼻腔内で観察されます．また，好酸球性副鼻腔炎の特徴は鼻茸（ポリープ）が存在し，嗅裂閉鎖がみられることです（図4，5）．

　以前より本疾患には軽症例が存在するといわれており，喘息がなく，アレルギー性鼻炎や非アレルギー性鼻炎，慢性気管支炎に合併していることもあります．現在，有効と広く認められている治療は経口ステロイド薬の投与です．しかし，軽症例の場合は，通常の鼻炎の治療薬で改善したり，喘息治療として行うキュバール®，フルティフォーム®，アドエア® エアゾールなど加圧噴霧式定量吸入器（pMDI：スプレータイプの吸入薬）を，スペーサーを用いて口からゆっくりと深く吸入し，3～5秒の息止めのあと，呼気は3～4秒かけて口を閉じて鼻から同じスピードで吐き出す方法で行うと改善することが多いです[3,4]．今後新規薬剤が出てくるまで，プライマリ・ケア医が対応する喘息を合併した軽症～中等症の好酸球性副鼻腔炎の治療としては，pMDIの鼻からの呼出と間欠的なステロイド薬の内服が考えられます．このようなICSの経鼻呼出がなぜ良いのかというと，アレルギー性鼻炎で使用される点鼻薬は鼻腔の前方の下鼻甲介の治療が主体で，鼻腔後壁側に向かっている上顎洞開口部や鼻腔上部に交通している篩骨洞開口部には届きづ

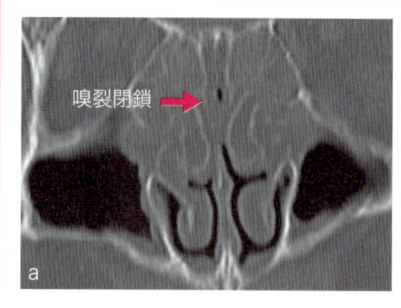

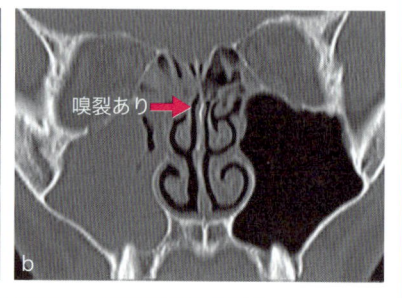

図4　好酸球性副鼻腔炎と一般的慢性副鼻腔炎のCT像
a：好酸球性副鼻腔炎．嗅裂が閉鎖してにおいがわからない．b：一般的慢性副鼻腔炎．嗅裂が閉鎖することはまれである．

らいのです．つまり，鼻の前からの吸入では届きづらい，副鼻腔への治療を可能にするのが ICS の経鼻呼出です．

② 喘息に好酸球性副鼻腔炎を合併すると間欠的ステロイド薬内服が必要

　好酸球性副鼻腔炎を伴った喘息患者さんでは，鼻閉，鼻汁および**嗅覚障害が特徴的**で，難治性になると好酸球性中耳炎を併発することがあります．好酸球性副鼻腔炎の重症型は重症喘息を合併することが多く，もっともコントロールが難しい疾患です．重症好酸球性副鼻腔炎の頻度は当院で慢性咳嗽,

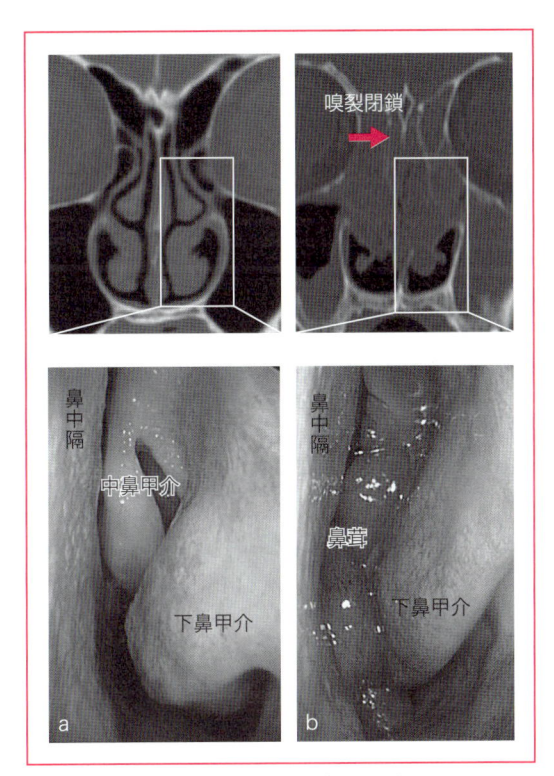

図5　好酸球性鼻炎の鼻茸（ポリープ）
a：正常，b：好酸球性副鼻腔炎．
（手稲クローバー耳鼻科 関 伸先生よりご提供）

表1 好酸球性副鼻腔炎と一般的慢性副鼻腔炎の対比

	好酸球性副鼻腔炎	一般的副鼻腔炎
好発年齢	成人以降	全年代で起こりうる
ポリープ	中鼻道，嗅裂 両側，多発性	中鼻道 片側，単発
主要症状	嗅覚障害が多い	鼻閉，鼻漏，頭痛
鼻汁の性質	膠状，粘稠	粘液性，膿性
病変部位	篩骨洞優位	上顎洞優位
細胞浸潤	末梢血および組織中好酸球優位	組織中好中球優位
合併症	気管支喘息 アスピリン喘息 薬剤アレルギー	びまん性細気管支炎

〔藤枝重治，ほか：好酸球性副鼻腔炎（JESREC Study）．アレルギー **64**：38-45, 2015〕

喘息・咳喘息を合わせて1,020名中16名（1.5％）でした（2015年）．ステロイド薬の投与で一過性に効果がありますが，なかなかの難治性です．**アスピリン喘息や気管支喘息に合併**すると喘息のコントロールも悪くなります．一般の細菌性副鼻腔炎との違いを**表1**[5]に示します．またCT像所見は**好酸球性副鼻腔炎では篩骨洞炎が優位で，一般的な副鼻腔炎とは異なり両側性の病変が多いです**（図4）．

一方，慢性副鼻腔炎のうち，術後再発しやすい難治性のものは，好酸球性副鼻腔炎として2015年に指定難病（306）に認定されました．その申請にはJESRECスコア合計11点以上を示し，鼻茸組織中好酸球数（400倍視野）が70個以上存在し，かつ重症度分類で中等症または重症である，および好酸球性中耳炎を合併していることが必須のようです．

重症例には短期の経口ステロイド薬投与が一時的に有効です．重症／難治性喘息に保険適用のある抗IgE抗体（ゾレア®）は，エビデンスはありませんが，重症喘息を合併した場合に投与すると効果がみられることが多いと思います．筆者が重症喘息にゾレア®を投与した第1例目では，投与1週間後には冷蔵庫内のにおいがわかるようになったと感謝されました．耳鼻科的手術療法も行いますが，重症例では再発率が6年間で51.8％と高く（図3），有効な薬がなく，新薬が治験中です．

C 細菌性鼻炎・副鼻腔炎

こんな場合には細菌性鼻炎・副鼻腔炎を疑おう

- 感冒治癒後の鼻閉と濃い黄色〜緑色の喀痰を伴う咳嗽.
- 咽頭後壁における膿性痰の後鼻漏，鼻腔内の膿性の鼻汁の確認と流出路の確認（急性）.
- 3ヵ月以上にも及ぶ慢性咳嗽で，治療をあきらめている高齢者.
- 上顎洞炎で片側性が多い.

基本のエッセンス

- 急性型（発症して3週間以内）：感冒後に起こる急性炎症で，顔面〜前頭部痛，鼻閉を伴う.
- 肺炎球菌，インフルエンザ菌によることが多く，難治の場合，耐性菌を考慮する.
- 慢性型（発症して8〜12週）：副鼻腔内持続感染で，1日中みられる弱い咳嗽が継続している.

診断のポイント

- 細菌性副鼻腔炎では片側性のことが多く，CTで石灰化病変が存在している場合には，真菌性副鼻腔炎を疑う.

治療のポイント

- 急性の場合は，肺炎球菌，インフルエンザ菌を念頭に置いた抗菌薬と去痰薬を使用する.
- 内科的治療で治まらない場合には，鼻洗浄，内視鏡下手術目的で耳鼻咽喉科に紹介する.
- 慢性の場合はクラリスロマイシンを400 mg/2×で2週間，その

> 後クラリスロマイシン 200 mg を 1 日 1 回に減量して 3 ヵ月投与する．

① 急性副鼻腔炎による咳嗽

　急性副鼻腔炎は発症して 3 週間以内，慢性副鼻腔炎は 8 〜 12 週間以上のものを指します（図 6）．後鼻漏による鼻閉，目の下，眉間部分の痛みが診断のきっかけとなることが多いです．副鼻腔 X 線では上顎洞炎の有無をチェックすることが重要です．副鼻腔 X 線は，通常の胸部 X 線を撮影する装置があれば，正面と Waters の 2 方向は容易に撮影できます．また X 線検査装置がない施設の場合には，ペンライトで口腔内から上顎洞にかけて照らすと，患側の上顎洞が曇って見えることがあります．二大原因菌は肺炎球菌

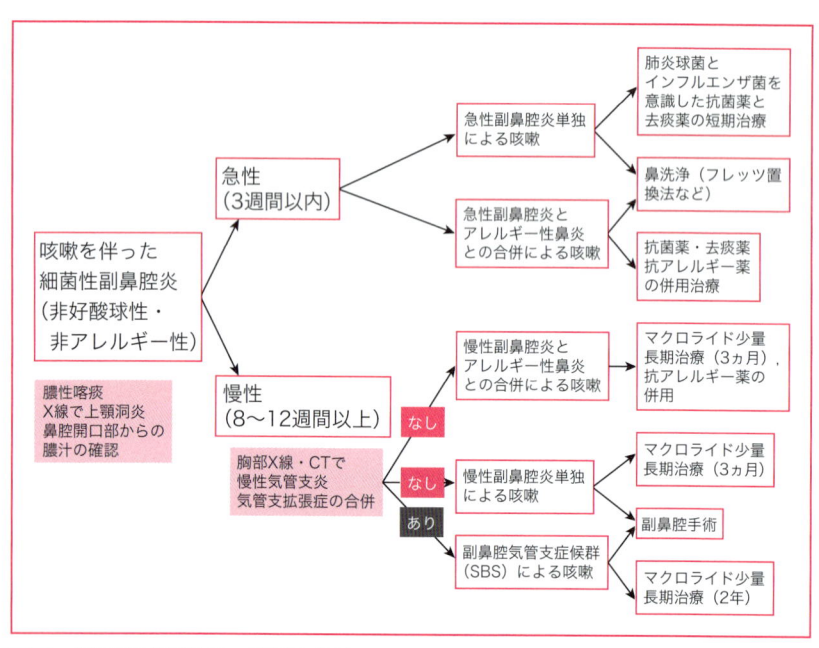

図 6　細菌性副鼻腔炎の診断と治療のフローチャート

とインフルエンザ菌です．効果が不十分の場合には薬剤に耐性のある場合があり，薬剤感受性試験などでペニシリン耐性肺炎球菌（PRSP）やβ-ラクタマーゼ非産生アンピシリン耐性インフルエンザ菌（BLNAR）などが検出された場合にはペニシリン系・マクロライド系抗菌薬からニューキノロン系抗菌薬に変更し，フレッツ置換法などの鼻腔洗浄が必要と思います（図6）．

② 長期間の軽度の咳嗽は，慢性副鼻腔炎を疑う

　外来を行っていると，2年から10年以上も咳嗽が止まらないという症例に出遭うことがあります．多くは高齢者で，軽症のためこんなものかと我慢している場合が多いです．この場合，喫煙歴を確認し，慢性閉塞性肺疾患（COPD）を疑い胸部X線と呼吸機能検査を行いますが，慢性副鼻腔炎を合併していることがあります．マクロライド系抗菌薬，去痰薬，漢方薬が著効し，咳嗽は速やかに消失します．

➕ 処方例

クラリス® またはクラリシッド®（200 mg）1錠/1× 朝
ムコダイン®（500 mg）3錠/3×
葛根湯加川芎辛夷（最初の1，2ヵ月），その後辛夷清肺湯

　一般的副鼻腔炎のCT画像を注意深く観察していると，**上顎洞内に石灰化を伴っているものに遭遇します．片側性の場合には真菌性副鼻腔炎の可能性**があり，外科的治療のため耳鼻咽喉科への紹介が必要です．

文 献

1) 藤枝重治, ほか：好酸球性副鼻腔炎の診断基準：JESREC Study. 日鼻誌 **53**：75-76, 2014
2) Tokunaga T, et al：Novel scoring system and algorithm for classifying chronic rhinosinusitis：the JESREC Study. Allergy **70**：995-1003, 2015
3) 安場広高：難治性喘息における, 末梢気道閉塞と副鼻腔炎の関係と, HFA-BDP経鼻呼出法による治療（特集 重症喘息の診断と治療）. 臨床免疫・アレルギー科 **55**：210-225, 2011
4) Kobayashi Y, et al：A novel therapeutic use of HFA-BDP metereddose inhaler for asthmatic patients with rhinosinusitis：Case series. Int J Clin Pharmacol Ther **52**：914-919, 2014
5) 藤枝重治, ほか：好酸球性副鼻腔炎（JESREC Study）. アレルギー **64**：38-45, 2015

第6章 長引く"せき"を起こす感染症

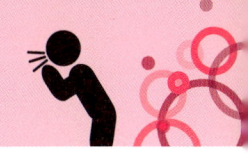

A 治療が遅れると止まらない百日咳

こんな場合は百日咳を疑おう

- 小児の場合，14日以上の乾性咳嗽に「発作性の咳込み」，「吸気性笛声」，「咳込み後の嘔吐」のいずれか1つ以上を伴う．
- 成人の場合，治療抵抗性の乾性慢性咳嗽を呈し，経過で発熱を伴うことは少ない．
- 周囲に百日咳感染者がいる場合（家族内・職場内感染が多い）．

基本のエッセンス

- 百日咳は5類感染症で，2006年よりワクチン接種による抗体価の減衰した若年成人に増加している．
- 百日咳への抗菌薬はカタル期（1〜2週）に有効で，痙咳期（4〜8週）や回復期では効果が劣る．
- 小集団での流行を起こしやすい．
- 成人では早期診断が難しく，プライマリ・ケアでは臨床的診断が中心である．

診断のポイント

- 乾性咳嗽で発作性の咳嗽を伴うことが特徴であるが，何の特徴もない場合も多く早期診断は難しい．

- 後鼻腔からの菌分離が確実で，培養，LAMP 法，PCR 法があるが保険適用にはなっていない．
- 百日咳発症後 4 週間未満なら培養とペア血清診断，4 週間以降なら血清中 PT（pertussis toxin：百日咳毒）-IgG 抗体で 100 EU/mL 以上で診断がつく．
- 成人では菌数が少ないため菌の分離率が低く，培養陽性率は低い．

治療のポイント

- 発症 2 週間以内に適切な抗菌薬治療を行えば速やかに治癒する．
- 治療開始から 5～7 日間で百日咳菌は陰性となる．
- 治療期間はエリスロマイシンなら 14 日間，クラリスロマイシンなら 7 日間，アジスロマイシンなら 3 日間である．
- 百日咳の診断がついたら，周囲への拡散防止のため，一度は抗菌薬（第一選択薬はマクロライド系）で治療する．
- 4 週間以上経過した百日咳の咳嗽は，毒素が関与しているため薬剤で止めることは難しく，自然消退を待つしかない．

1 百日咳が成人で増えている理由

　少し前までは小児の病気であった百日咳は，14 日以上続く咳嗽，発作性の咳込み，吸気性笛声または咳込み後の嘔吐のいずれか 1 つ以上を伴っていれば臨床的に診断できます．一方，成人ではこれらの特徴的症状が揃わないことが多く（表 1）[1]，発熱を伴わない特徴のない乾性咳嗽のため早期診断が難しいといえます．高知大学での感染報告では，咳嗽以外の症状がない割合が 6 割を占めていました．DPT 三種混合ワクチン（ジフテリア，百日咳，破傷風）接種効果は 90％以上といわれていますが，接種から 3～5 年以降には免疫効果の減弱が始まり，10～12 年後には予防効果が消失するといわれています．これは，ワクチン接種後の成人も感受性者になる可能性があることを意味し，40 歳代までの若年成人での感染機会が増加すると考えら

表1　成人百日咳の症状（高知大学での集団感染例）

		学生（*n*=81）	職員（*n*=110）
咳嗽	2週間以上続く	50.6%	52.8%
	発作性の咳嗽	91.4%	88.2%
	咳込み後の嘔吐	33.4%	36.4%
	吸気性笛音	13.6%	13.6%
咳嗽以外の症状	なし	61.5%	59.3%
	発熱・鼻水	30.8%	11.1%
	発熱	0%	7.4%
	鼻水	7.7%	22.2%

（岡田賢司：百日咳：咳の特徴．The Lung Perspectives **21**：42-44, 2013）

れています[2]．2007年の国内の大学での百日咳の小流行も，このような土壌から発生したものと思われます．成人では咳嗽のみが長期に持続することもあり，通常の咳嗽治療薬に反応しないことが多く，感染初期に適切な抗菌薬治療を行えなかった場合には自然治癒に8週間以上の期間が必要です．

② プライマリ・ケアでの確定診断方法

　診断は後鼻腔から柔らかい針金のついたスワブを用いて，Bordet-Gengou培地にスワブを塗布して百日咳菌を培養分離するか，loop-mediated isothermal amplification（LAMP）法を用いた遺伝子的菌検索をすることでなされます．欧米ではpolymerase chain reaction（PCR）法が用いられています．しかし，これらの検査は実施できる施設が限られ，保険適用になっていないことが問題です．また，成人の感染では発症3週間目でも菌の分離率が1～3％と低いことが報告されています[3]．さらに成人では遅れて受診することが多く，診断のほとんどを血清診断に頼っています．日本呼吸器学会の『咳嗽に関するガイドライン第2版』に掲載されている診断フローチャート（図1）[4]では，発症4週間を超えている場合には，百日咳毒に対する抗体である抗PT-IgG抗体が100 EU/mL以上，4週間以上の場合にはペア血清で2

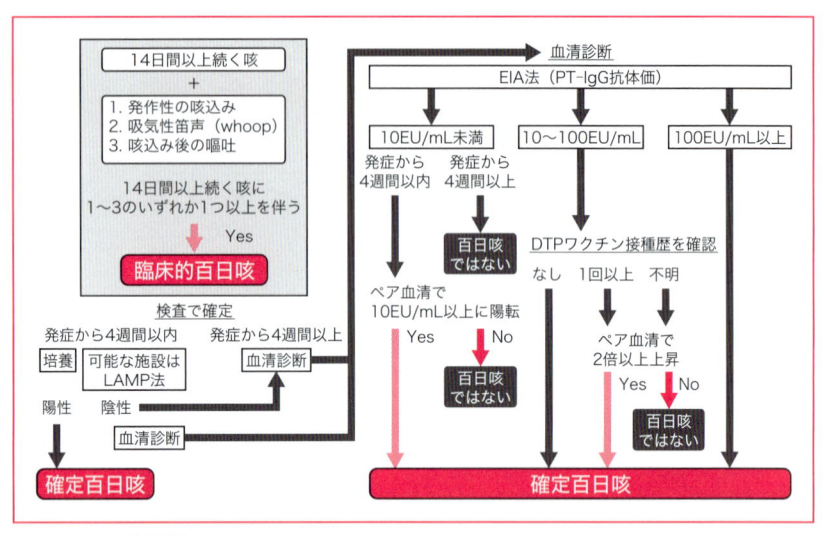

図1　百日咳診断のフローチャート
〔日本呼吸器学会 咳嗽に関するガイドライン第2版作成委員会（編）：咳嗽に関するガイドライン，第2版，メディカルレビュー社，東京，pp35, 2012〕

倍以上の上昇という基準で診断できると示されています[3]．

③ 治療のポイントはマクロライド系抗菌薬

　第一選択薬はマクロライド系抗菌薬で，感受性があるという意味ではニューキノロン系，テトラサイクリン系があります．現在のところマクロライド耐性百日咳菌は臨床からは分離されていませんが，ニューキノロン系抗菌薬の感受性が低下してきていますので耐性菌には注意が必要です．百日咳への抗菌薬はカタル期（1～2週）で有効ですが，痙咳期（4～8週）や回復期では効果がほとんどなく，成人の場合の慢性咳嗽として来院した場合には無効なことが多いです．また，中枢性麻薬性鎮咳薬も効果はありません．しかし，百日咳と診断した場合にはカタル期を過ぎていても抗菌薬投与を行い，周囲への感染拡大を防ぐことが大切です．

> **症例1　手遅れの百日咳治療（43歳，女性）**
>
> 　非喫煙者，職業は小児科病棟の看護師です．1ヵ月前から咽頭痛をきっかけに，嗄声と，夜間にも起こる乾性咳嗽のため不眠が続いていました．百日咳，マイコプラズマ感染患者さんとの明らかな接触は記憶にないとのことでした．近医での胸部X線では異常なく，対症療法的に中枢性麻薬性鎮咳薬，吸入ステロイド／長時間作用性β_2刺激薬（ICS/LABA）を投与されましたが効果はありませんでした．WBC 3,700（好酸球5.9%），血中PT-IgG > 160 EU/mL，マイコプラズマ抗体（PA法）40倍，肺炎クラミジアIgM抗体陰性，呼気中一酸化窒素15 ppbで百日咳と診断．マクロライド系抗菌薬と漢方薬，中枢性麻薬性鎮咳薬を投与しましたが，咳嗽は改善しませんでした．
>
> 　その後，同じ職場の同僚である34歳の男性看護師が同様の乾性咳嗽症状で受診し，職場内感染と考え臨床的に百日咳と診断しました．この男性看護師は症状発現後10日ぐらいの受診であったため，クラリスロマイシン2週間投与で咳嗽は完全に消失しました．一方，本症例は発症から3ヵ月後も咳嗽が続いていたため，残薬で手持ちのICS/LABAを吸入していましたが全く効果なく，職場から再検査するよう指示され再度来院．血中PT-IgGは150 EU/mLとやや低下していましたが，マイコプラズマ抗体は40倍のままでした．

　上記の症例は，成人の百日咳では，発症早期に診断がつけば抗菌薬の治療により速やかに咳嗽は改善しますが，4週間以上経過して抗体が十分に上昇してしまった段階では，咳嗽に対する治療薬の効果はよくないことを示していると思います．

④ PT-IgG 抗体価による診断精度

　2012 年の『咳嗽に関するガイドライン第 2 版』においては，PT-IgG 抗体価による血清診断を推奨しており，抗体価は**感染後 90％以上で上昇し，平均 4.5 ヵ月で著明に減少しはじめ，1 年以内に 82％は陰性化する**といわれています．しかし，過去 1 年以内に気道感染や咳嗽の既往のない**健常成人でも，健常者＋3SD 以上（120 EU/mL 以上）の値を呈する症例が 5％以上存在する**ことがわが国で報告[5]されており，抗体価の解釈において考慮すべきと思われます．

　ガイドラインの記載では，**PT-IgG 抗体価が 100 EU/mL 以上あれば，（シングル血清での診断でも），ペア血清で 4 倍以上の上昇あるいは培養や PCR 陽性で確定できた最近（4 週間以内）の百日咳感染に匹敵する指標**となるとされています．カットオフ値に対するさまざまな報告がありますが，シングル血清で 100 EU/mL 以上とした場合，感度特異度はそれぞれ 76％と 99％であるという論文があります[6]．

　プライマリ・ケアでの遷延性・慢性咳嗽の鑑別において複数の抗体価を測定することがあります．当院で同時に測定した結果が**図 2** です．百日咳とマイコプラズマ抗体のシングル血清の結果をプロットしたものですが，それぞれのカットオフ値を PT-IgG 抗体価で 100 EU/mL，PA 法でのマイコプラズマ抗体価を 320 倍とした場合，それぞれの感染症を診断するには陽性と陰性の組み合わせで考えると簡単に診断できます．しかし，両抗体とも高値が出た場合には，前述した持続高値症例を考慮しなければならず，やはりペア血清の測定が必要かと思います．

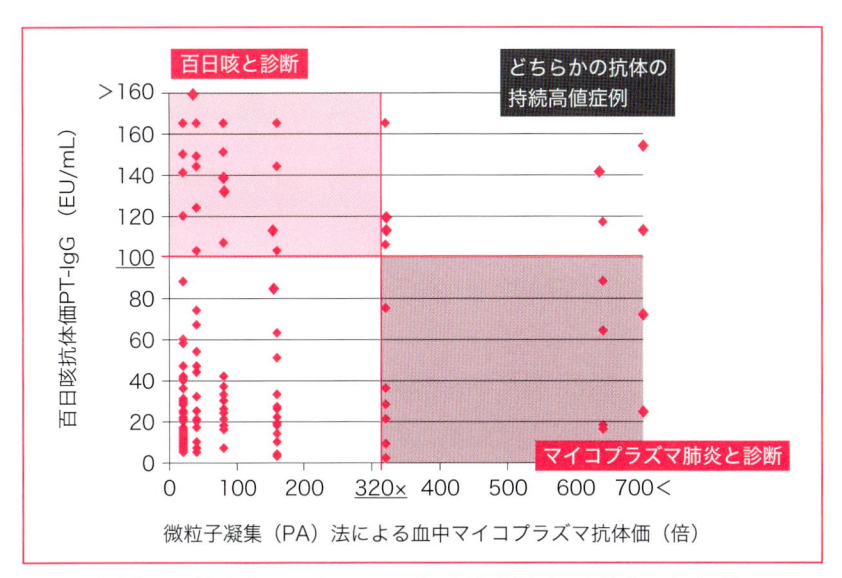

図2 感染性遷延性咳嗽125例のシングル血清診断（医大前南4条内科）

B マイコプラズマによる集団感染，重症化，細気管支炎

こんな場合はマイコプラズマ肺炎を疑おう >>>

- 38℃以上の発熱と夜も眠れないほどの咳嗽を呈する若年成人．
- 周囲に同じような症状の人がいる．

基本のエッセンス

- 80〜90％に上気道炎・気管支炎，10〜20％に肺炎が起こり，多くの症例は1ヵ月程度で自然治癒する．
- 抗体をもっていても何度も罹患し，集団感染も起こりやすい．
- 中枢および末梢の気管支壁が本感染症の病変の主座で，細気管支炎を起こしていることが多い．
- 重症化する症例では，菌体に対する宿主の免疫過剰応答が原因であると考えられており，有効な抗菌薬投与下でのステロイド薬の全身投与が必要である．

診断のポイント

- 咳嗽の出現率は約95％である．
- 咽頭拭い液を用いた迅速診断キットでは，数回咳をさせたあとに検体をとると陽性率が高まる．
- 胸部X線では，気管支壁の肥厚，気管支肺動脈陰影に連続する粒状陰影（小葉中心性粒状陰影）が認められ，肺炎は進行しても浸潤影は胸膜直下まで及ばないことが多い．
- 救急外来において，肺炎による急性呼吸不全で人工呼吸管理をしなければならない症例のなかに，マイコプラズマ肺炎の重症例が含まれている．

> 📷 **治療のポイント**
> - 第一選択薬はマクロライド系抗菌薬だが，効果不十分の際は成人ではテトラサイクリン系またはニューキノロン系，小児では8歳以上はミノサイクリン，8歳未満はトスフロキサシンへ変更する．
> - 重症化の危険因子は，有効な抗菌薬の初期投与遅れである．

① これまでの診断方法

集団感染時の症状の出現頻度を**表2**[7,8]に示します．咳嗽の出現頻度は92〜95％と高率であるものの，100％ではないことが示されています．プライマリ・ケアでの診断時には日本呼吸器学会の『成人市中肺炎診療ガイドライン』で提唱されている「細菌性肺炎と非定型肺炎の鑑別」が有用です．

①60歳以下，②基礎疾患がないか軽微，③頑固な咳嗽，④胸部聴診上所見が乏しく，⑤痰がないかあるいはグラム染色で原因菌が証明されない，⑥白血球数が1万未満，という6項目中4項目を満たすものが70〜80％の感度であるとされています．

表2 マイコプラズマ呼吸器感染症の症状

		ジョージア大学例[7] ($n = 83$)	札幌の高校流行例[8] ($n = 37$) 医大前南4条内科
確定例（菌証明有）/疑い例		12 / 71	14 / 23
男 / 女		60 / 23	1 / 36
症状	咳嗽	79（95％）	34（92％）
	発熱	64（77％）	21（57％）
	鼻症状	32（39％）	31（84％）
	頭痛	36（43％）	16（43％）
	咽頭症状	34（41％）	28（76％）

〔Centers for disease Control and Prevention（CDC）：Mycoplasma pneumoniae outbreak at a university — Georgia, 2012. MMWR **62**：603-606, 2013/ 田中裕士，ほか：マイコプラズマ．カレントテラピー **33**：583-588, 2015 より作成〕

血清診断としては，IgM抗体を測定する微粒子凝集（particle agglutination：PA）法が主体です．ペア血清で4倍以上の上昇，またはシングル血清では320倍または640倍で診断されるとされていますが，健常者のなかにも長期間陽性で推移する例も少なからず存在するため，あてにはなりません．

② 新しい診断方法

15分で診断が可能な免疫クロマト法を用いた抗原検出キット3種類が保険適用となりました（表3）．**数回咳をさせ，口蓋垂の裏についた喀痰を採取した咽頭拭い液**を用い，抽出液に綿棒を浸してプレートに滴下し，インフルエンザウイルス診断キットと同様に判定します．

①リボテスト® マイコプラズマ（旭化成）：構造中に菌固有領域をもつリボソーム蛋白L7/L12に対する抗体を用いて測定します．**非淋菌性尿道炎の原因菌である*Mycoplasma genitalium*とのみ交差性をもちますが**，呼吸器感染では無視できます．筆者はこのキットのみ使用経験があり，おすすめです．

②プライムチェック® マイコプラズマ抗原キット（アルフレッサ ファー

表3 マイコプラズマ肺炎の診断法

血清診断	微粒子凝集（PA）法	シングル血清で320倍以上（640倍のほうがより確実），ペア血清で4倍以上の上昇
	補体結合反応（CF）法	シングル血清で64倍以上，ペア血清で4倍以上の上昇
	イムノクロマトグラフィー法（イムノカードマイコプラズマ）	陽性（偽陽性多く，参考程度）
病原体検出による診断	分離培養	確実ではあるが，1～2週間以上かかる
	遺伝子増幅法	LAMP法による遺伝子診断法（栄研化学）
	菌体蛋白検出法	リボテスト® マイコプラズマ（旭化成） プライムチェック® マイコプラズマ抗原キット（アルフレッサ ファーマ） プロラスト Myco®（LSIメディエンス）

マ）：マイコプラズマ菌の線毛上皮細胞への接着に必要な P1 蛋白を認識する抗体を用いて測定します．

③プロラスト Myco®（LSI メディエンス）：蛋白質の輸送や refolding に関与する DnaK 蛋白質（熱ショック蛋白質 70）に対する抗体を用いて測定します．

これらの 3 つのキットの**特異度は 90％を超えます**が，**感度は 60 〜 70％**程度であり，感度を上げるべく現在改良中です．また，マイコプラズマ菌の直接的な検出方法として LAMP 法による遺伝子診断法（栄研化学）がありますが，判定に 2 時間程度かかるため短い診察時間内での外来診療には不向きで，病院入院症例に適しています．

③ 画像診断のポイント

マイコプラズマ菌は気道線毛上皮の線毛に接着して増殖するので，線毛上皮のある中枢〜末梢気道の気管支壁に，リンパ球，形質細胞，好酸球などの炎症細胞が浸潤し，それが気管支壁の肥厚像として胸部 X 線，CT に現れます[9]．細気管支から肺胞道にかけては，マクロファージや好中球が集簇し，画像診断で粒状陰影として，つまり**小葉中心性粒状陰影**として写ります（図 3）[10]．マイコプラズマ肺炎は基本的には気管支・細気管支炎であり，気管支肺炎から肺炎に進行すると考えられます．マイコプラズマ肺炎では小葉中心性，肺門部末梢に病変が強く，肺炎が胸膜直下まで及んでいるときにみられる**"シルエットサイン"陰性の軽症肺炎**を呈することも多いです．

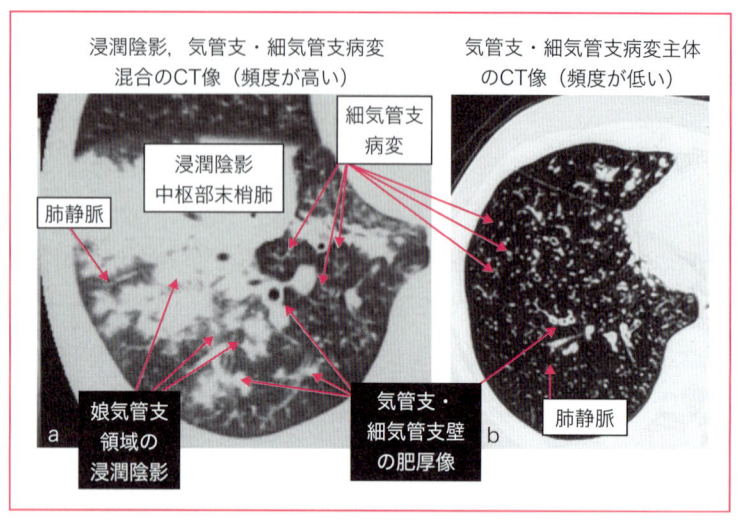

図3 マイコプラズマ肺炎の胸部CT像
気管支・細気管支壁の肥厚影,小葉中心性粒状陰影と浸潤陰影が隣接して存在し,肺病変の肺内不均等がみられる.おもに気管支・肺動脈周囲間質領域に病変が存在し,小葉辺縁部や静脈に接した部位には病変が少ない.
〔田中裕士:非腫瘍性気道病変のすべて Ⅲ.アレルギーならびに感染症 3)細菌性気管支・細気管支炎 b.マイコプラズマ.日胸臨 71(増):S145-151,2012〕

④ マクロライド耐性マイコプラズマ菌

　耐性菌が2000年から徐々に増加し,2016年の時点では**野生株の5〜6割程度**を占めるとされています.2011〜2012年の大流行後は,局地的散発的な流行に留まっていましたが,2014〜2015年にも流行がみられました.日本マイコプラズマ学会の『肺炎マイコプラズマ肺炎に対する治療指針』[11]では,耐性菌の拡大を防ぐため,マクロライド系抗菌薬を抗炎症作用を期待して第一選択で使用し,効果不十分な場合には,成人の場合はテトラサイクリン系やニューキノロン系に変更するよう勧告しています.小児の場合も第一選択はマクロライド系抗菌薬で,48〜72時間後に改善しない場合は,8歳以上はミノサイクリン,8歳未満ではトスフロキサシンに変更します[11].

5 マイコプラズマ肺炎の重症化

　重症マイコプラズマ肺炎の病態は，*Mycoplasma pneumoniae* 菌体中の，恐らくは菌体表面に存在する種々のリポ蛋白がその原因と推測されますが，それらに対する宿主（個人）の過剰免疫応答によると考えられます．そのため，抗炎症作用を期待したステロイド薬の速やかな全身投与の併用が必要と思われます．Miyashita らの報告では，227 例のマイコプラズマ肺炎症例中 13 例が重症で，急性呼吸不全を呈した症例は，呼吸不全がなかった症例に比較して適切な抗マイコプラズマ薬の投与が遅れたため，それが呼吸不全を呈した要因の 1 つとしてあげられています[12]．また，Izumikawa らのわが国での重症マイコプラズマ肺炎 52 例のレビューでも，41 例で適切な抗マイコプラズマ薬が投与されていませんでした[13]．

症例 2　救急外来での失敗例（34 歳，男性）

　図 4[14]に示すように，健常若年成人で急性呼吸不全により救急部に搬送され，残念ながら死亡した症例を筆者らも経験していますが，本症例では抗マイコプラズマ薬が投与されていませんでした．当時は抗体価での診断であり，当初から適切な治療が行われなかったことが死亡要因の 1 つと考察されます．ステロイドの投与量と投与期間について，Miyashita らの報告では，人工呼吸を要した 13 例中 9 例で高用量のステロイド薬が使用された[12]とあり，Izumikawa らの検討でも，呼吸不全を伴った症例中，ステロイド薬が使用された 18 例のうち 7 例は，メチルプレドニゾロンを 500 mg/ 日以上で開始され，全例，5 日以内に呼吸不全が改善したと報告されています[13]．ここで問題となるのは，当初

からマイコプラズマ肺炎であることがわかっている場合には、適切な抗菌薬とステロイド薬を投与できますが、本症例のようにステロイド薬単独で投与するとどうなるのか、ということです。結論からいうと、菌が全身の臓器に散布され、さらに病状が悪化します。筆者らの行ったマウスでの感染実験で、抗菌薬（ミノマイシン：MINO）を投与せずステロイド薬（プレドニゾロン：PSL）のみを投与した場合、脳を含む多くの臓器で菌が培養されました（表4）[15]。

マウスのマイコプラズマ感染実験において、感染後 interleukin-2（IL-2）を投与して肺局所の T-helper-1（Th1）反応を優位にすると、気管支壁にリンパ球などの炎症細胞が浸潤し気管支壁が肥厚します。筆者らは逆に、cyclosporin-A を投与し細胞性免疫を抑制すると、気管支壁の細胞浸潤は減少することを報告しています[16]。これまでの Th1/Th2 バランスのみでは説明がつかない症例があります。

表4 *M.pulmonis* 感染マウスにおけるステロイド治療と菌培養

	M.pulmonis 培養陽性率（感染21日目）			
	治療なし	MINO	MINO + PSL	PSL
肺	10/10	1/5	1/5	5/5
気管	10/10	4/5	3/5	5/5
鼻腔	10/10	5/5	5/5	5/5
脾臓	3/10	0/5	0/5	2/5
肝臓	4/10	0/5	0/5	3/5
腎臓	3/10	0/5	0/5	2/5
脳	4/10	0/5	0/5	2/5
血液	4/10	0/5	0/5	3/5
関節	0/10	0/5	0/5	4/5

（田中裕士、ほか：マイコプラズマ肺炎における prednisolone の投与意義—マウス感染モデルを用いて—．日胸疾患会誌 32：42-47, 1994）

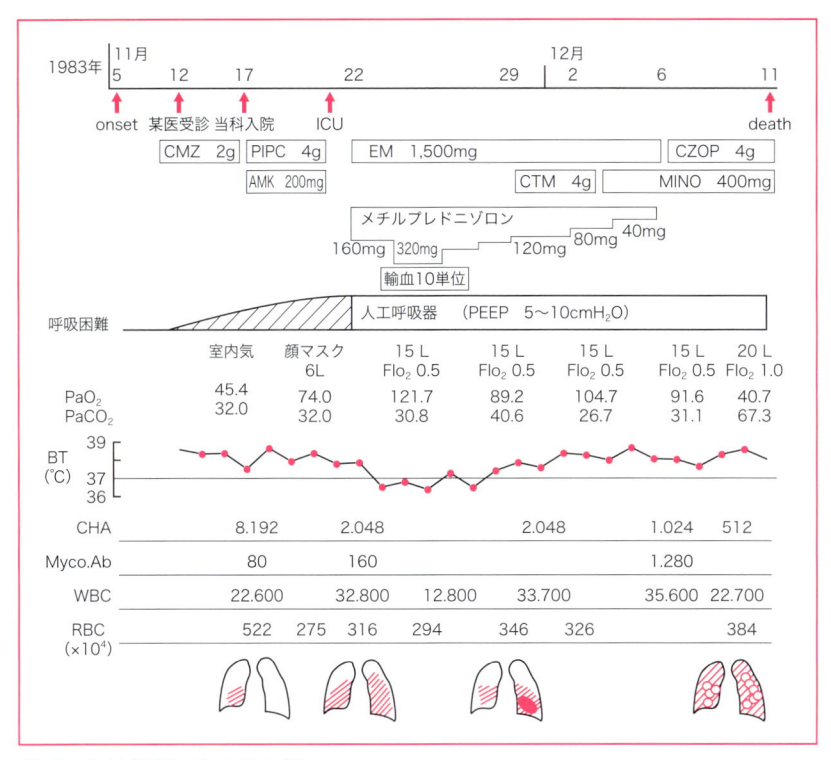

図4 急性呼吸不全の死亡例
34歳，男性，板金工．同時期に妹と娘がマイコプラズマ肺炎を発症していた．
PEEP：positive end-expiratory pressure, CMZ：cefmetazole, PIPC：piperacillin, EM：erythromycin, CZOP：cefozopran, AMK：amikacin, CTM：cefotiam, MINO：minocycline
(大島信一，ほか：寒冷凝集素による溶血性貧血と多発性肺膿瘍を合併して，呼吸不全で死亡したマイコプラズマ肺炎の一剖検例．日本マイコプラズマ学会雑誌 15：77-80, 1988)

■重症化する症例には以下の2つの場合があると考えられる
① CT像で小葉中心性分布が全肺にみられ，Th1反応過剰による細気管支炎で低酸素血症を起こす場合
② CT像で浸潤陰影が主体にみられ，Th1反応が弱い症例（Th2優位と考えられる）での呼吸不全

　好中球遊走に関与するIL-17やIL-23，IL-17と制御性T細胞（Treg）のバランスが病変形成に関わっている可能性が考えられます．Th1が優位な状

第6章　長引く"せき"を起こす感染症

態でTh17反応も優位な場合は重症化し，Th1反応が優位な状態でTregも優位である症例では病変が軽度に留まる可能性があります．

> **豆知識** マイコプラズマ感染後の新たな咳嗽の考え方
>
> マイコプラズマ感染後の遷延性・慢性咳嗽にはしばしば遭遇しますが，大きく分けて①感染が遷延しステロイド薬を投与しなければならないような，宿主の免疫学的異常が関与している場合と，②感染がきっかけで喘息・咳喘息，アレルギー性鼻炎・副鼻腔炎が新規に発症，または増悪する場合の2つがあります（図5）[17]．多くの症例は最終的に適切な抗菌薬で治癒し終息します．特に②の場合には，**1～2週間のマイコプラズマ感染症の治療を終えたあとに，喘息単独または喘息＋アレルギー性鼻炎の治療に変更**しなければ，咳嗽が消失しないことをしばしば経験します．専門施設では，呼吸機能検査（スパイロメトリー，強制オシレーション法）や呼気中一酸化窒素，喀痰中好酸球などの検査を組み合わせて対応しています．

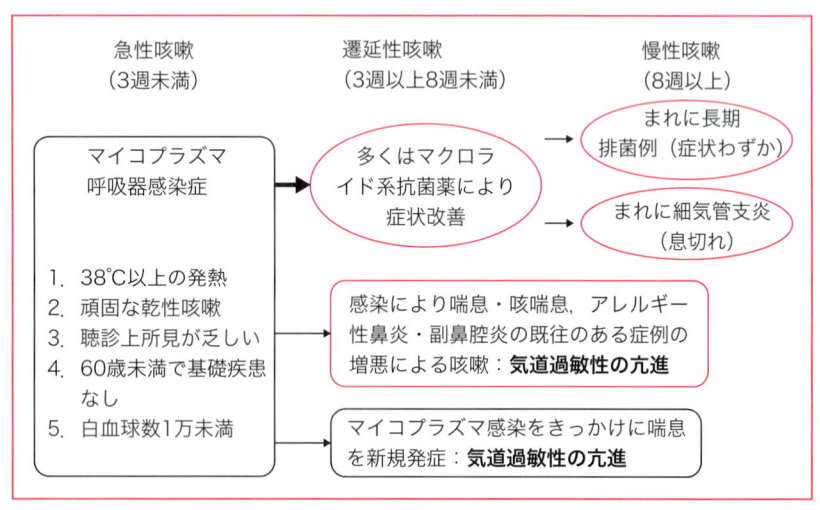

図5 マイコプラズマ感染後に持続する咳嗽

(田中裕士：マイコプラズマと喘息．アレルギーの臨床 33：27-31, 2013 より改変)

> **豆知識　マイコプラズマ細気管支炎**
>
> 　まれですが，マイコプラズマ肺炎の治癒後に細気管支炎を起こし，労作時呼吸困難や微熱を呈する場合があります．胸部X線やCT像での異常所見はなく，呼吸機能では閉塞性換気障害を呈し，吸入シンチグラムでは不規則に欠損をきたしています．早期にステロイド薬を投与すると速やかに改善し，その後微細粒子のICS（キュバール®，オルベスコ®）の定期吸入で治癒することもあります．しかし，どの薬にも反応せず，細気管支炎が進行し呼吸不全で死亡した症例もあります．前述したように，マイコプラズマ肺炎では中枢から末梢までの気管支炎が主病変で，宿主の何らかの免疫攪乱により，終息が妨げられた結果と思われます．

C 軽症でだらだら続く副鼻腔気管支症候群

こんな場合は副鼻腔気管支症候群を疑おう

- 年単位で持続し，増悪・改善を繰り返す軽症〜中等症の咳嗽．
- 喀痰が絡むような慢性咳嗽で，時に呼吸困難を生じる．

基本のエッセンス

- 反復性の好中球気道炎症が上気道と下気道に合併した病態が，長期に継続する．
- 慢性副鼻腔炎に慢性気管支炎，気管支拡張症，びまん性汎細気管支炎（DPB），タバコが原因の気管支炎，原発性線毛運動機能不全症などを合併するものを副鼻腔気管支症候群（SBS）とよぶ．

診断のポイント

- 呼吸困難発作を伴わない慢性湿性咳嗽である．
- 後鼻漏，鼻汁，咳払いなどの副鼻腔炎様症状がみられる．
- 敷石状所見を含む口腔鼻咽頭における粘液性，粘膿性の分泌液がみられる．
- 副鼻腔炎，慢性気管支炎や気管支拡張症を示唆する画像所見がみられる．

治療のポイント

- 14・15員環マクロライド系抗菌薬の少量持続療法＋去痰薬が第一選択である．
- 慢性気管支炎の原因として非結核性抗酸菌症（肺MAC症）のことがあり，MACの耐性化を防ぐ目的でまずはエリスロマイシン（保険適用）を投与し，MACの存在が否定されたのちにクラリスロマイシン（保険適用）やアジスロマイシン（保険適用外）の投与を考慮する．

① 鼻炎・慢性副鼻腔炎による咳嗽は長期にわたることが多い

　咳嗽の原因となる慢性副鼻腔炎では，鼻炎を合併していることが多いです．鼻炎の種類としてはアレルギー性鼻炎，血管運動性鼻炎，感冒，細菌性鼻炎，鼻中隔弯曲症に伴う鼻炎，物理的・化学的刺激による鼻炎，職業性鼻炎，薬剤性（点鼻血管収縮薬）鼻炎，妊娠性鼻炎などがあります．

■鼻炎・副鼻腔炎が咳嗽を起こす機序
①後鼻漏による炎症が咽喉頭，気管に及ぶ
②気管・気管支などの気道過敏性亢進
③鼻閉が原因の口呼吸による乾燥冷気の吸入
④神経反射を介したもの（上気道咳嗽反射の求心路の刺激，副鼻腔からの分泌物による咽喉頭の咳受容体への刺激など）

　自覚症状は湿性咳嗽で一日中出ますが，**起床時から午前中に多く出現したり，一度出だすと機関銃のように強く続き，その後ある時間はピタッと止まるという咳嗽**が多いようです．咳嗽の持続期間は，他の咳嗽を起こす疾患と比較して長期になることが多く，**10年以上も継続してあきらめている**患者さんも多いです．また，**症状が軽度で長く続いている湿性咳嗽に多いのが特徴**です．診断は，咽頭後壁を観察して細菌性の場合には後鼻漏があれば簡単ですが，アレルギー性鼻炎では透明な喀痰のため，咽頭後壁が発赤したり，上から下に流れるような発赤隆起した粘膜，敷石状の発赤（p.76 第5章の図1参照）があると疑いやすいです．**典型的な副鼻腔X線像とCT像を図6～8に示します．両側上顎洞炎は正面像やWaters像で発見しやすい**です．

第6章　長引く"せき"を起こす感染症

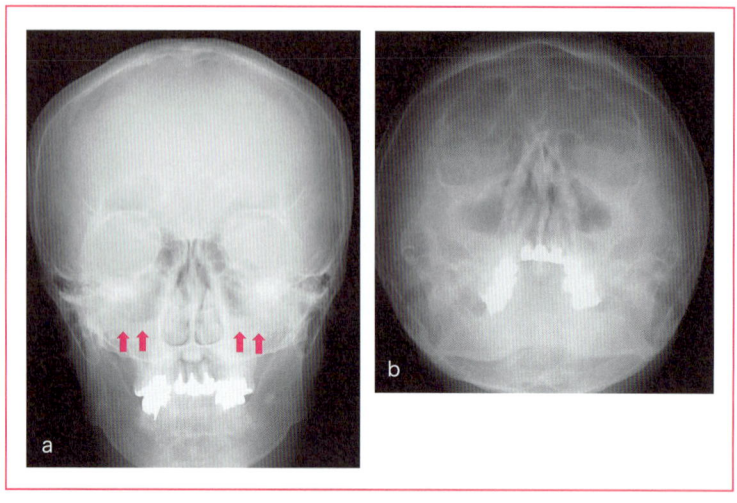

図6 慢性副鼻腔炎（両側上顎洞炎）のX線像
a：正面像．両側上顎洞にはニーボー（鏡面形成）が観察され，膿性痰の上顎洞内への貯留が示唆される（矢印），b：Waters像．両側上顎洞粘膜の肥厚像が認められる．

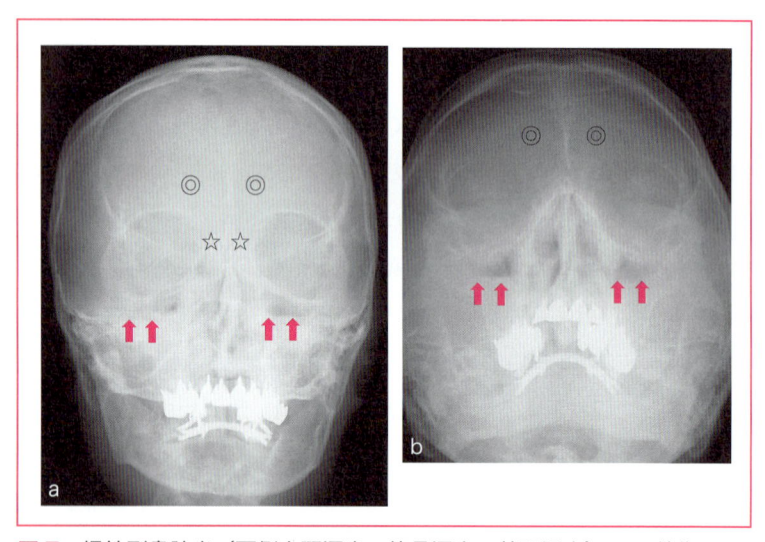

図7 慢性副鼻腔炎（両側上顎洞炎，篩骨洞炎，前頭洞炎）のX線像
a：正面像，b：Waters像．両側上顎洞にはニーボーが観察され（矢印），篩骨洞（☆）および前頭洞（◎）は粘液貯留により空洞内に空気が見えない．

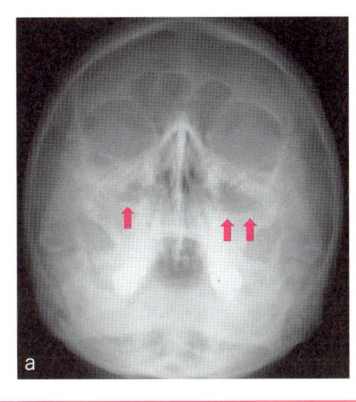

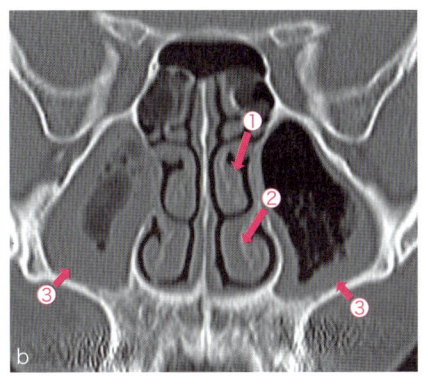

図8 慢性副鼻腔炎（両側上顎洞炎）
a：正面X線像．両側上顎洞にはニーボーが観察される（矢印）．b：CT像．中鼻甲介の肥厚（矢印①），下鼻甲介の肥厚（矢印②）と上顎洞粘膜の肥厚および粘液貯留（矢印③）がある．篩骨洞と前頭洞には異常はない．

　アレルギー性鼻炎に伴う咳嗽の治療には原因抗原の回避がもっとも有効で，血液検査での特異的IgE抗体価の測定や皮膚プリックテストによる抗原の特定を行います．**抗原回避にはN95マスク（興研株式会社，ハイラックかかからんぞ® など）などの空気漏れの少ない呼吸の楽なマスクや，布団の丸洗い，空気洗浄器の使用など日常生活の改善**を行うことは重要と思います．次に，症状改善を急ぐ患者さんには，H_1受容体拮抗薬（眠気があってもよい場合には第一世代，眠気を避けなければならない場合には第二世代），点鼻ステロイド，血管収縮薬を投与します．これらの治療に反応しない場合には，細菌感染を合併している可能性か，好酸球性副鼻腔炎を考慮して治療方針を変更しなければなりません．細菌性鼻炎・副鼻腔炎の治療には大きく分けて下記の3つがあります．

①局所療法：鼻腔・副鼻腔にたまった膿や鼻汁の洗浄，フレッツ置換法など
②薬物療法：マクロライド系抗菌薬と去痰薬の組み合わせ
③手術療法：内視鏡を用いて膿や鼻茸（ポリープ）を除去し，副鼻腔開口部を広げる

② 副鼻腔気管支症候群（sinobronchial syndrome：SBS）

　慢性・反復性の好中球性気道炎症を上気道と下気道に合併した病態と定義されています．具体的には，慢性副鼻腔炎に慢性気管支炎，気管支拡張症，またはびまん性汎細気管支炎（diffuse panbronchiolitis：DPB），原発性線毛運動機能不全症（primary ciliary dyskinesia）（常染色体劣性遺伝），囊胞性線維症（cystic fibrosis）（常染色体劣性遺伝）を合併した場合を指します．cystic fibrosis はわが国では限られた家系にしか発症しませんので，**原発性線毛運動機能不全症**について述べたいと思います．先天的に線毛運動が障害され，下記の疾患を伴います．

①慢性副鼻腔炎
②滲出性中耳炎
③気管支拡張症
④男性の不妊（半数に受精能力あり）
⑤半数に内臓逆転位

　特徴として新生児から持続性の鼻漏，小児期には湿性咳嗽と喘息の治療に反応しない非典型的な喘息様症状，気管支拡張症，治療に反応しない副鼻腔炎や遷延する滲出性中耳炎があります．症状は必ずしも重症とは限りません．副鼻腔 CT では前頭洞，蝶形骨洞の発育が未熟であり，鼻腔内一酸化窒素濃度の値は低値であることが特徴的とされています[18]．

③ びまん性汎細気管支炎（DPB）の新患はまだ存在する

　最近めっきり減少しましたが，いまだに DPB 新規発症者がいることに驚いています．筆者が医師になった 30 数年前には新規症例は多数ありました

が，マクロライド少量持続療法が普及し，気管支拡張症まで進行した症例は減りました．若い医師の目にあまり触れなくなったため，鑑別診断から除外されてしまわないか心配です．

　DPBに明らかな遺伝形式は認められていませんが，家族内発生があり，約4割の患者さんでは慢性副鼻腔炎または副鼻腔気管支炎罹患者が二親等内にいるともいわれています．臨床的診断は①持続性の湿性咳嗽や呼吸困難，②慢性副鼻腔炎の合併または既往，③胸部聴診でいびき音（rhonchi）や水泡音（coarse crackles），④画像診断で初期は過膨張，進行すると小葉中心性粒状陰影，さらに進むと末梢気道の気管支拡張が認められます．喀痰から培養される菌は初期には肺炎球菌，進行するとインフルエンザ菌，末期にはムコイド型緑膿菌の定着がみられます．

　治療は*Mycobacterium avium* complex（MAC）による慢性気道感染症との鑑別が難しく，もしMAC感染であった場合，菌の耐性化を起こす危険性があることから，まずはエリスロマイシン1日量400 mg/2×または600 mg/3×を投与します．効果は2，3ヵ月後には現れます．MACの存在を喀痰検査で否定したあとは，クラリスロマイシンで200 mg/2×の投与でも構いません．これらの薬剤の副作用の多くは消化器症状で，下痢となった場合は中止し，清肺湯などの漢方薬に変更します．マクロライド少量持続療法には殺菌作用はなく抗炎症作用があるほかに，粘液線毛輸送能を改善することが報告されています[19]．治療期間は，自覚症状や呼吸機能の改善をみながら柔軟に決め，最低6ヵ月，2年を目途にして中止するとよいと思います．再発例には再投与が有効です．

　最近筆者が経験したDPBの1例を以下に提示します．初期には喘息や咳喘息との鑑別診断が難しく，特に呼吸器専門医がひっかかりやすいパターンかと思います．

症例3　吸入配合薬で咳が止まらない（16歳，女性．学生）

　10歳頃から喘息としてフルタイド® 吸入で治療を行っていましたが，喘鳴と痰の詰まり感がとれず，咳嗽が強くなり話もできない程度になってきたため13歳時に総合病院の呼吸器内科を受診しました．連続性ラ音を聴取せず，胸部X線写真で異常なく，軽度の過膨張がありました（図 9-A-a）．血中特異的IgE抗体はダニ，ハウスダスト，猫上皮，シラカバ，多くの花粉で陽性で，呼吸機能では1秒率（FEV$_1$）88.2％と閉塞性換気障害はありませんでした．咳喘息と診断し，シムビコート® 1回3吸入を1日2回，キプレス® チュアブル錠5 mg/日で治療を開始しましたが改善せず，アドエア® 250 エアゾールに変更しても改善は軽度でした．数ヵ月前から夜間，早朝と昼間（特に学校で授業を受けている時間帯）に，少量の痰の絡む咳嗽が徐々に悪化．シムビコート® を朝夕各4吸入まで増量し，増悪時にはプレドニン® 内服薬も追加投与されましたが，慢性咳嗽はわずかながら悪化していました．セカンドオピニオンを兼ねて当院受診．聴診では異常音は聴取されず，胸部X線で気管支壁の肥厚像，両側下葉に粒状陰影が認められ，**CTでは小葉中心性粒状陰影が両側下肺に優位に存在**（図 9-B）し，**DPBに矛盾しない画像でした**．さらに**両側副鼻腔炎（上顎洞＞篩骨洞）もありました**（図 9-C）．喘息の細気管支病変と類似している**好酸球性細気管支炎も鑑別にあがりましたが，プレドニン® 治療に反応していなかったことから副鼻腔気管支症候群の1つであるDPBを疑い**，シムビコート® は朝夕1吸入ずつに減量し，クラリス®（200 mg）2錠/2×とムコダイン®（500 mg）3錠/3×の投与を開始しました．

咳嗽と呼吸困難は2週間の投与で徐々に減少し，喘息発作はありませんでした．湿疹が途中で出現したため来院しましたが，患者さんに聞くとクラリス® をジェネリックに変更していたことが判明し，先発品に変更したところ湿疹も消失しました．治療効果も考慮した結果DPBと診断し，マクロライド少量持続療法（クラリス® 200 mg 1錠/1×）に切り替え，クラリス® 投与6週間後には咳嗽はほぼ消失し，胸部X線も改善しました（図9-A-c）．現在も良好な経過を得ています．

上記の症例を振り返ってみると，前医の呼吸器内科受診時にはDPB初期で，総合病院呼吸器科受診時の胸部X線では恐らくDPBの初期像である過

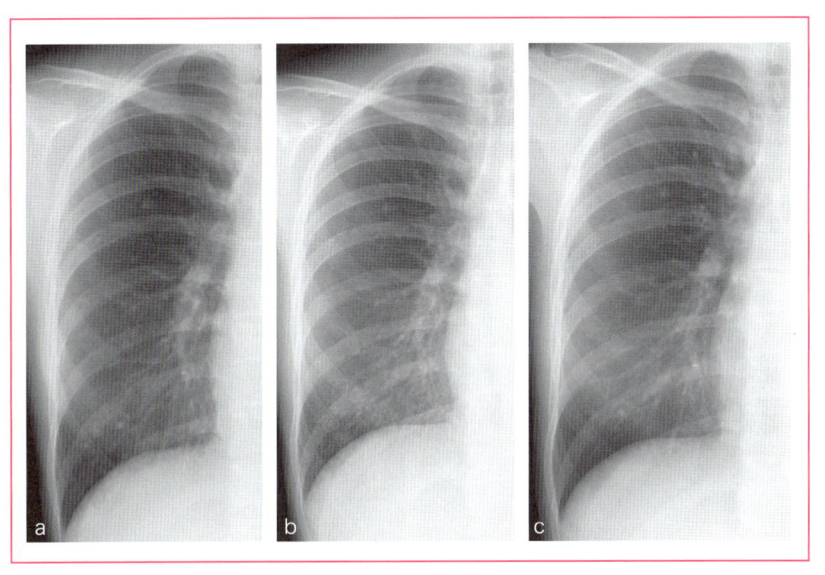

図 9-A DPB の胸部 X 線像の経過
a：13歳時．過膨張のみみられる．喘息の診断で吸入配合薬を2年間投与後の16歳初診時（b）には粒状陰影が両下肺野優位に出現し，びまん性汎細気管支炎と診断．c：クラリスロマイシン少量持続療法6週間後．咳嗽と粒状陰影は消失した．

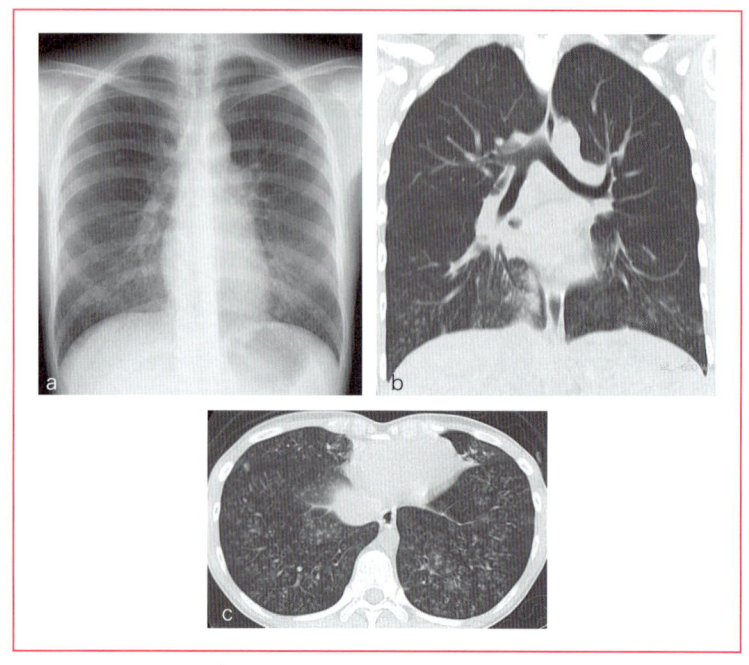

図 9-B　DPB の胸部 X 線と CT 像
16 歳初診時の胸部 X 線（a）では両側下肺に粒状陰影が認められる．同日の CT 像（b, c）では，両側下葉に気管支血管陰影に連続した小葉中心性粒状陰影が認められ，呼吸細気管支を中心とした炎症が推測される．

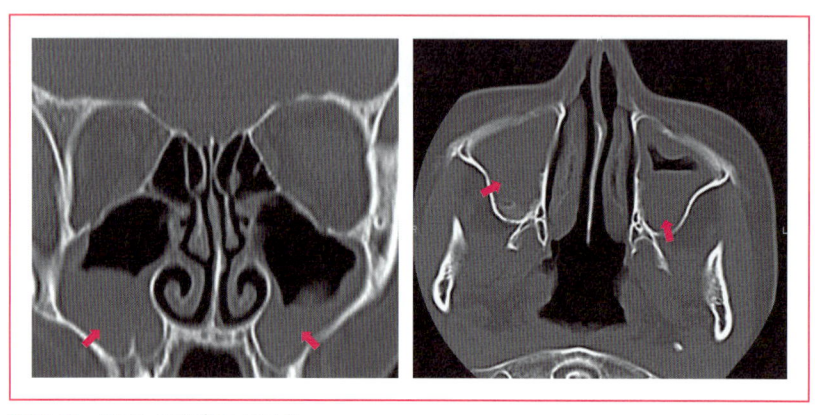

図 9-C　DPB の副鼻腔 CT 像
初診時の副鼻腔 CT 像で，両側上顎洞内に粘液の貯留が認められ（矢印），経過から慢性副鼻腔炎と診断した．

膨張のみであったため，喘息の発作期の所見として判断されたのだと思います．この症例での教訓は2つあります．

> ①治療して2週間以内（多くの咳喘息単独症例では3日以内）に改善傾向がなかったこと
> ②朝3～6時の咳嗽がなく，喘息・咳喘息に特徴的な好発時間ではなかったこと〔第1章（p.10）参照〕

　日本呼吸器学会の『咳嗽に関するガイドライン第2版』では重症の咳喘息の記載がありますが，多くの場合は合併症を同時に治療していないか，誤った診断であることが多いと思います．**プライマリ・ケアでの咳嗽治療では診断的治療に頼るところが多く，効果不十分な場合は合併症の検索または別の疾患を疑うことが重要と思います．**

D 最後に気づく気管支結核

こんな場合は気管支結核を疑おう >>>

- 治療抵抗性の湿性慢性咳嗽で微熱を伴い，胸部X線像は正常である．
- 吸気と呼気の喘鳴，嗄声，呼吸困難，胸痛などを伴う慢性咳嗽の場合．

基本のエッセンス

- 患者が医療機関を受診しても他疾患と誤診されて診断が遅れ（doctor's delay），大量排菌をきたしやすい．
- 慢性湿性咳嗽の鑑別には気管支結核を念頭に置き，早期に診断・治療を行うことが必要である．
- ヒトからヒトに飛沫感染するので，家族内・学校内・職場内での接触者検診が重要である．
- 免疫抑制薬投与歴のある症例だけでなく，基礎疾患のない健常症例でも起こる．

診断のポイント

- 気管支結核の症状としてもっとも多いのが咳嗽で，慢性咳嗽で発見されることが多い．
- 胸部X線での所見に乏しい．
- 喀痰中の抗酸菌塗抹・培養，PCR法による結核菌の同定検査提出までがプライマリ・ケア医の役目となる．
- CT検査で気管支の壁不整，狭窄，閉塞，リンパ節腫大，末梢肺野病変（小葉中心性粒状陰影など）がみられる．
- 3D-CTやvirtual tracheobronchoscopyなどにより気管支病変を明瞭化できる．

> **治療のポイント**
>
> - 気管支結核の治療は，肺結核の標準治療と同様でよい．
> - 化学療法での治療中および治療後に気管・気管支に瘢痕性狭窄をきたしやすく，無気肺や，狭窄部より末梢の肺に感染を繰り返すことがある．
> - 狭窄には気管支内視鏡を用いたバルーンやレーザーによる拡張術，ステント留置が行われる．

1 気管支結核の特徴

　プライマリ・ケアでは，忘れた頃に遭遇し，胸がドキッ！とする疾患です．気管支結核の初期症状としては咳嗽がもっとも多く，その時点では胸部X線写真に特徴的な所見はありません．他の疾患として一生懸命治療するも抵抗性で，そのうち発熱を伴い，ニューキノロン系抗菌薬の投与で一時的に軽快します．しかしこれが落とし穴で，少し経過すると元に戻ってしまいます．慢性副鼻腔炎，慢性扁桃腺炎，膠原病，血管炎，腫瘍性病変など多くの鑑別疾患の1つに気管支結核があります．

　気管支結核は，通常は区域気管支よりも中枢側の気管支の結核性病変を指します[20]．その機序として，

> ①肺結核病巣から誘導気管支に沿って中枢気管支へ連続的に進展
> ②結核性リンパ節炎の気管支への波及または気管支内穿孔

の2つが多いです．気管支結核は，肺結核とは逆に女性に多い傾向があり，その理由として男性よりも気管支が細く，排痰を控えがちであることが考えられています．発症年齢は比較的若年者に多く，国立病院機構東京病院呼吸器センターでの103名の検討では[21]，49歳以下が53名（51%）であり，

さらに29歳以下では26名（25%）であったと報告しています．

気管支結核の症状としては湿性咳嗽がもっとも多く，発熱，吸気と呼気に聴取される喘鳴，嗄声，呼吸困難もみられます[22]．喘鳴の特徴は，喘息では両側下肺背側ですが，気管支結核では狭窄部が最強点とされています[22]．

② 気管支結核の診断は疑うことが第一

　とにかく疑うことが第一です．湿性咳嗽が8週間以上継続するいわゆる慢性咳嗽に多く，初期には咳嗽は軽度で，微熱で経過することが多く，見逃しやすいといえます．前述したように，ニューキノロン系などの抗菌薬で一時的に気管支病変周囲の浮腫が減少して症状が改善することがありますが，すぐに湿性咳嗽が復活します．以前は免疫低下を起こす基礎疾患をもっているか，抗悪性腫瘍薬や免疫抑制薬，生物学的製剤の使用で，生体の細胞性免疫が低下している症例に合併することが多い傾向でした（後述する症例4）．しかし，最近は基礎疾患のない若年成人でも起こることがあり（後述する症例5），湿性咳嗽が治療薬で完治しない場合には，気管支結核を念頭に置いて外来で一度は喀痰中の抗酸菌検査を行うことが重要と思われます．

　診断フローチャートを図10に示します．喀痰塗抹検査が陽性の場合は，結核菌核酸同定精密検査（アンプリコアPCR法）または結核菌群核酸増幅同定検査（MTD法）を行い，結核菌か否かを判断し，隔離の必要性を判断します．喀痰塗抹検査が陽性でも，PCR法で非結核性抗酸菌症のことがありますので注意が必要です．補助診断として免疫学的検査（ツベルクリン反応，インターフェロンγ遊離試験：IGRA）があります．これは喀痰のない症例に有効です（図10）．IGRAは既往に肺結核があった場合には陽性と出てしまいますが，被験者から採血した血中リンパ球を結核菌に特異的な抗原で刺激し，インターフェロンγの産生量から感染を診断する検査です（保険適用あり）．クォンティフェロン®TBゴールドとTスポット®.TB（T-SPOT）の2つがあり，BCGなどの影響を受けず，ツベルクリン反応よりも精度が

高いとされますが，擬陽性，判定不能と出て診断に迷うこともあります．

```
┌─────────────────────────────────────────────────────────────┐
│ 治療抵抗性の湿性咳嗽（遷延性・慢性），発熱，胸部X線正常         │
│ （吸気と呼気の喘鳴，嗄声，呼吸困難，胸痛などを伴う，免疫抑制薬投与歴あり）│
│                    ↓                                         │
│                 喀痰採取                                     │
│           可能 ↙        ↘ 不可能                             │
│    喀痰検査（結核菌塗抹）    インターフェロンγ遊離試験（IGRA）│
│    陰性 ↙   ↘ 陽性      陽性↓  判定保留↓   陰性↘           │
│  結核否定的  結核菌PCR検査                    再検しても陰性 │
│         陰性↙   ↘陽性                        ：結核否定的   │
│  非結核性抗酸菌症  結核・気管支結核のいずれか                │
│                    ↓           気管支鏡検査または            │
│                気管支結核 ←    3D-CT（virtual               │
│                                tracheobronchoscopy）        │
└─────────────────────────────────────────────────────────────┘
```

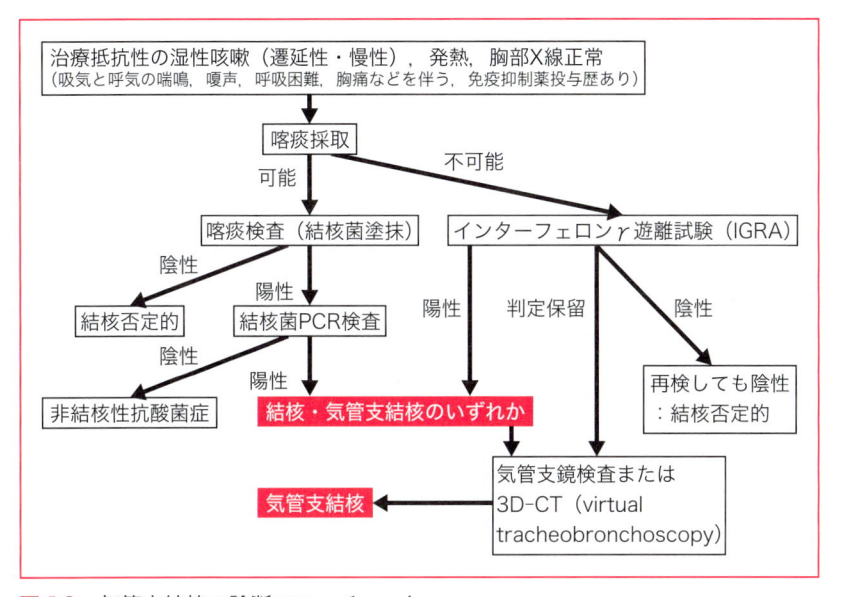

図10 気管支結核の診断フローチャート

> **症例4　喘息と気管支結核（46歳，女性）**
>
> 　基礎疾患は6年前より，喘息で高用量のICS（ベクロメタゾンで2,000μg/日）などの投与を受けていましたが，喘息のコントロールは悪く，しばしば外来でステロイド薬の内服と点滴治療を受けていました．経過で高好酸球血症と好酸球性肺炎を合併し，プレドニゾロン40 mg/日から開始し肺炎陰影が改善したため4ヵ月で減量中止しました．その後も3ヵ月間，軽度の咳嗽と喀痰が継続したため喀痰検査を行ったところ，結核菌が多量に検出され，大学病院に紹介され入院しました．紹介時の胸部X線で

は肺野には異常はありませんでしたが，3日後には右上葉の部分無気肺（S^{2}領域）が認められました（図11-A）[22]．気管支鏡検査では図11-B[22]に示したように気管下部から右上葉気管支入口部にかけて白苔を伴った粘膜の発赤，腫脹，潰瘍を認め，無気肺はこの気管支結核病変による右B^{2}の閉塞によるものと判断しました[22]．

　本症例の喀痰を伴う慢性咳嗽は，**気管支喘息での高用量ICS治療に，経口ステロイドを追加したための気管支局所の免疫抑制状態が気管支結核症に大きく関与した**ものと思われます．治療はINH，リファンピシン，ストレプトマイシン，ピラジナミドを用いた標準治療で改善しました．

症例5　基礎疾患のない気管支結核（31歳，男性）

　既喫煙者で，免疫を低下させるような基礎疾患はない若年成人に発症した症例です．主訴は湿性慢性咳嗽，胸痛，息苦しさであり，6ヵ月前に感冒をきっかけに咳嗽と喀痰が出るようになりました．2ヵ月前に近医の内科で咳喘息を疑われ，ICS，中枢性麻薬性鎮咳薬，去痰薬を投与されましたが悪化してきたため，ICS/LABA配合薬に切り替えたものの嗄声がひどくなりました．微熱も伴ってきたため，ニューキノロン系抗菌薬を追加しましたが解熱しませんでした．総合病院の呼吸器科を受診し，胸部X線では異常なく，副鼻腔CTで肥厚性鼻炎があり（図12-A），カモガヤ，オオアワガエリの花粉症の合併を示唆され，H$_1$受容体拮抗薬，ロイコトリエン受容体拮抗薬も追加されました．その後，

耳鼻咽喉科を受診し副鼻腔炎は否定され，アレルギー性鼻炎治療薬および漢方薬を投与されましたが改善なく，呼吸が苦しい感じと右胸痛も出現してきたため当院を受診しました．

　吸気時に前胸部の胸痛があり，聴診では吸気および呼気で低音性連続性ラ音が前胸部で最強点を示し，胸部X線では異常は指摘できず，呼気中一酸化窒素は17 ppbと正常でした．しかし，CT像で左主気管支の内面に不整狭窄，左上肺野には粒状陰影があり（図12-B, C），喀痰塗抹検査で結核菌が強陽性（昔のGaffky8号相当）と判明しました．隔離病棟のある病院に入院し，結核の標準内服治療を行い改善しました．発熱と夜間の眠れないほどの咳嗽は2週間以上続きましたが，次第に改善していきました．患者の妻にはイソニアジド（INH）の予防内服を行いました．その後結核の再発はありませんが，左主気管支の狭窄は残り，同部位に低音性連続性ラ音が残存したままです．しかし，気管支拡張術などの介入治療は行わず，漢方薬（清肺湯）などの投与で経過をみています．

　上記の症例は当初は，アレルギー性鼻炎・花粉症に合併する咳嗽として治療を受けていましたが，微熱の説明がつかず，症状（気管支炎症状）が徐々に悪化してきたことがきっかけで診断されました．基礎疾患のない若年成人の慢性咳嗽は多いことから，疑うことの大切さを教えてくれた症例でした．

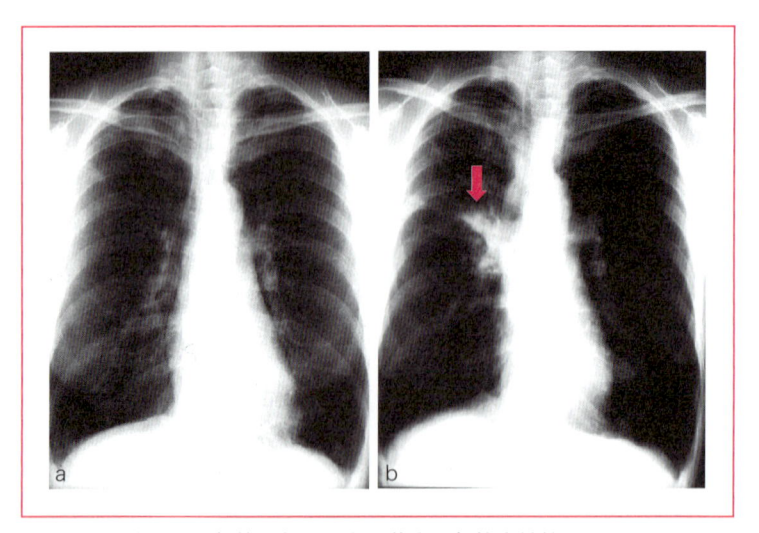

図 11-A 症例 4　気管下部から右上葉支の気管支結核

喘息で ICS/LABA，プレドニン内服などで治療中であった．紹介時（a）までは胸部 X 線では正常であったが，3 日後（b）に右上葉の部分無気肺が出現した（矢印）．
（鈴木一彦，ほか：高用量吸入ステロイド治療中の喘息患者に発症した気管支結核の 1 例．日呼吸会誌 **39**：699-704, 2001 より改変）

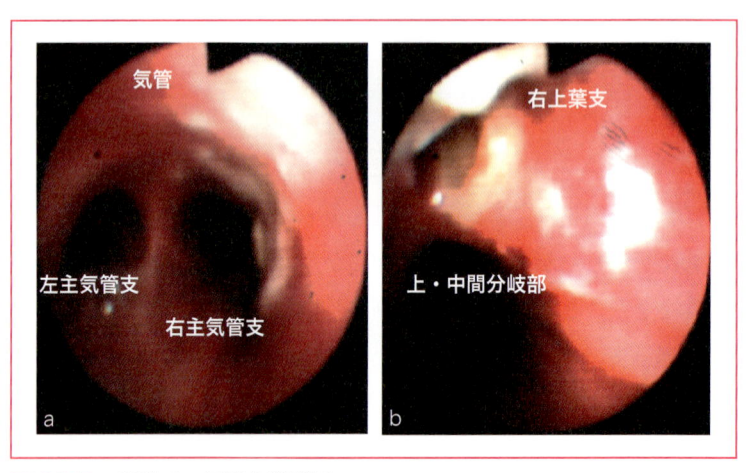

図 11-B 症例 4　気管支鏡所見

気管下部右側白色の粘膜潰瘍と白苔（a），右上葉入口部にも同様に白苔と粘膜潰瘍が認められる（b）．
（鈴木一彦，ほか：高用量吸入ステロイド治療中の喘息患者に発症した気管支結核の 1 例．日呼吸会誌 **39**：699-704, 2001 より改変）

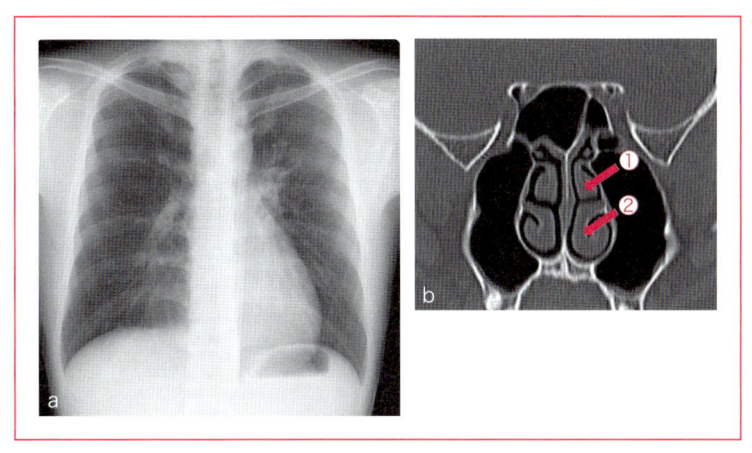

図 12-A 症例 5 左主気管支の気管支結核，花粉症
初診時の胸部 X 線（a）と副鼻腔 CT 像（b）．胸部 X 線（a）では特に異常はなく，副鼻腔 CT（b）では中鼻甲介の肥厚像（矢印①）と下鼻甲介の肥厚像（矢印②）がみられる．

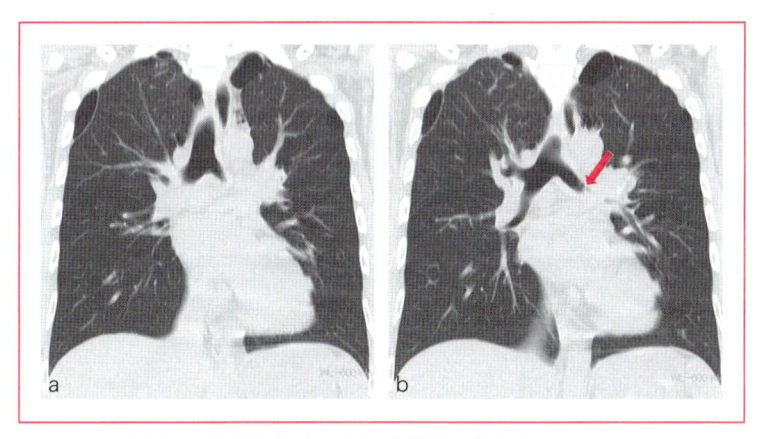

図 12-B 症例 5 左主気管支の気管支結核，花粉症
胸部 CT．左主気管支の気管支には狭窄が認められ（矢印），両側上葉胸膜直下には多数のブラが存在する．

第 6 章 長引く"せき"を起こす感染症

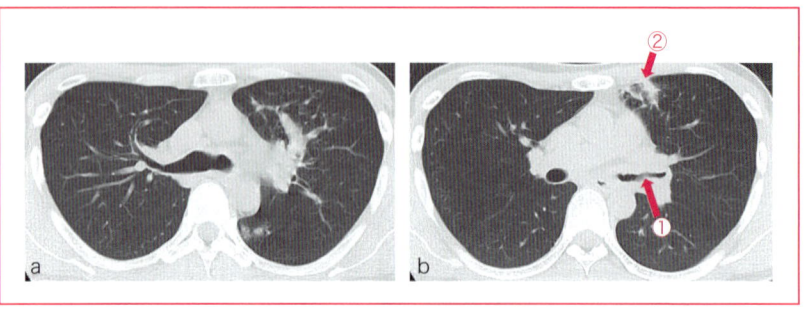

図12-C 症例5　左主気管支の気管支結核，花粉症

胸部CT．左主気管支の気管支内腔には不規則な狭窄が認められ（矢印①），左上葉には拡張した B^3b 気管支に喀痰が充満し，その末梢領域に浸潤陰影が存在，左 S^6 に小葉中心性粒状陰影と浸潤陰影が認められる（矢印②）．

文　献

1) 岡田賢司：百日咳：咳の特徴．The Lung Perspectives **21**：42-44, 2013
2) Hewlet EL, Edwards KM：Clinical practice. Pertusis-not just for kids. N Engl J Med **352**：1215-1222, 2005
3) Nakamura Y, et al：Marked difference between adults and children in Bordetella pertussis DNA load in nasopharyngeal swabs. Clin Microbiol Infect **17**：365-370, 2011
4) 日本呼吸器学会 咳嗽に関するガイドライン第2版作成委員会（編）：咳嗽に関するガイドライン，第2版，メディカルレビュー社，東京，pp35, 2012
5) Miyashita N, et al：Evaluation of serological tests for diagnosis of Bordetella pertussis infection in adolescents and adults. Respirology **16**：1189-1195, 2011
6) Crowcroft NS, Pebody RG：Recent developments in pertussis. Lancet **367**：1926-1936, 2006
7) Centers for disease Control and Prevention（CDC）：Mycoplasma pneumoniae outbreak at a university — Georgia, 2012. MMWR **62**：603-606, 2013
8) 田中裕士，ほか：マイコプラズマ．カレントテラピー **33**：583-588, 2015
9) Tanaka H：Correlation between Radiological and Pathological Findings in Patients with Mycoplasma pneumoniae Pneumonia. Front Microbiol **7**：695, 2016
10) 田中裕士：非腫瘍性気道病変のすべて Ⅲ．アレルギーならびに感染症 3) 細菌性気管支・細気管支炎 b．マイコプラズマ．日胸臨 **71**（増）：S145-151, 2012
11) 日本マイコプラズマ学会「肺炎マイコプラズマ肺炎に対する治療指針」策定委員会：肺炎マイコプラズマ肺炎に対する治療指針．日本マイコプラズマ学会，東京，2014
12) Miyashita N, et al：Clinical features of severe Mycoplasma pneumoniae pneumonia in adults admitted to an intensive care unit. J Med Microbiol **56**：1625-

1629, 2007
13) Izumikawa K, et al：Clinical features, risk factors and treatment of fulminant Mycoplasma pneumoniae pneumonia：a review of the Japanese literature. J Infect Chemother **20**：181-185, 2014
14) 大島信一，ほか：寒冷凝集素による溶血性貧血と多発性肺膿瘍を合併して，呼吸不全で死亡したマイコプラズマ肺炎の一剖検例．日本マイコプラズマ学会雑誌 **15**：77-80, 1988
15) 田中裕士，ほか：マイコプラズマ肺炎における prednisolone の投与意義―マウス感染モデルを用いて―．日胸疾患会誌 **32**：42-47, 1994
16) Tanaka H, et al：Effects of interleukin-2 and cyclosporin A on pathologic features in Mycoplasma pneumonia. Am J Respir Crit Care Med **154**：1908-1912, 1996
17) 田中裕士：マイコプラズマと喘息．アレルギーの臨床 **33**：27-31, 2013
18) Pifferi M, et al：Agenesis of paranasal sinuses and nasal nitric oxide in primary ciliary dyskinesia. Eur Respir J **37**：566-571, 2011
19) 西　耕一，ほか：副鼻腔気管支症候群の臨床所見と粘液輸送能に対するクラリスロマイシンの効果．日胸疾患会誌 **33**：1392-1400, 1995
20) 倉澤卓也，ほか：もう一つの結核：Endobronchial Tuberculosis. 結核 **85**：805-808, 2010
21) 田村厚久，ほか：気管支結核の現状―103 例の解析―．結核 **82**：647-654, 2007
22) 鈴木一彦，ほか：高用量吸入ステロイド治療中の喘息患者に発症した気管支結核の 1 例．日呼吸会誌 **39**：699-704, 2001

第7章 | 無視できないPM2.5, 黄砂, 酸性霧による"せき"の悪化

> **こんな場合にはPM2.5, 黄砂, 酸性霧による咳嗽を疑おう** ≫
>
> - ほこりの吸入, 花粉, 感冒, 低気圧の接近, 気温差もないのにある日を境に急に鼻汁や喉のイガイガ感が出現する.
> - 基礎疾患にアレルギー性鼻炎（花粉症）, 喘息・咳喘息があり治療を中断している.

基本のエッセンス

- PM2.5, 黄砂, 酸性霧の研究は疫学が中心で実験が少ない.
- インターネットなどで得られる居住地域におけるPM2.5, 黄砂情報をまめにチェックする.
- PM2.5は, 揮発性有機化合物, 有機炭素, 硫黄酸化物, ディーゼル由来粒子状物質などからなる集合体で, アレルギー反応を起こしてもその原因を特定できない.
- 黄砂には長い飛行ルートの間に人為起源の金属, 化学物質, 有機物質などが多く付着した黄砂と, 付着が少ない黄砂がある.
- 酸性霧による気道傷害の機序は, 霧水そのものの低浸透圧, 霧水に含まれる大気汚染物質, 霧の発生がもたらす気温の低下による気道冷却などである.

診断のポイント

- 居住地域におけるPM2.5や黄砂の飛散, 酸性霧発生の情報と, 患者の症状出現, 呼吸機能の低下のタイミングが一致している.

- 咳嗽，咽喉頭異常感が地域全体で同時に起こっており，特に予約以外の患者を受け入れているプライマリ・ケア現場で最初に気づかれる．

📷 治療のポイント

- 大気汚染物質による咳嗽には薬物療法はあまり効果がない．外出を控え，N95 マスクの装着，室内では空気清浄機の使用で対応する．
- 喘息・咳喘息，アレルギー性鼻炎・副鼻腔炎・咽喉頭炎の治療薬を少し強めたり，漢方薬で対応することもある．

① PM2.5 が日常診療における咳嗽に及ぼす影響

　大気汚染物質は気道に対して酸化ストレスによる傷害を引き起こしますが，その影響をもっとも受けやすいのは，**喘息・咳喘息，アレルギー性鼻炎・副鼻腔炎・咽喉頭炎，花粉症，COPD など気道粘膜が過敏になっている呼吸器・アレルギー疾患症例**です．最近の大気汚染物質の代表格は超微小粒子状物質（particulate matter under 2.5 micrometers：PM2.5）です．一般に，喘息発作は吸入ステロイド薬（ICS）や ICS/長時間作用性 β_2 刺激薬（LABA）といった吸入薬の予防的内服などによりコントロールされており，大気汚染との関連では薬剤服用の影響を取り除くことが望ましいですが，倫理上の問題（大気汚染物質を排出している企業が特定され，訴訟を起こされかねない）でこれについての研究は難しくなりました．**小児では大気汚染物質の濃度に関係なく屋外で過ごすことが多いため影響が出やすいですが，成人では大気汚染物質濃度が高そうな日は外出を避け，N95 マスクも着けているため，大気汚染の影響が出にくいという**傾向が疫学的検討ではみられます．日本での検討で，小児では PM2.5 と喘息発作による入院は関連性があるとの報告がありますが，成人では PM2.5 と喘息発作による救急受診との

関連性が明らかになっていない[1])のはそのせいかもしれません.

表1に示した日本のPM2.5に関する注意喚起のための暫定的な指針[2])では,日平均値70 $\mu g/m^3$を超えると健康被害が出現する可能性が高いとされています.この基準を超えても必ずしも全員に症状が出るわけではありませんが,逆に**これよりも低濃度でも喘息患者さんなど高感受性者では咳嗽など気管支・肺の症状が出る**ことを経験します.居住地域でのPM2.5の1時間値の測定値はスマートフォンやインターネットなどでみることができ,この1時間値が高くなると高感受性者では咽頭のイガイガ感,咳嗽,喘息発作などが出ることがあるため,外出を控え,N95マスクの装着を促しています.札幌市でもPM2.5の1時間値が高値となる日では,高感受性患者さ

表1 PM2.5に関する注意喚起のための暫定的な指針

レベル	暫定的な指針となる値 日平均値 ($\mu g/m^3$)	行動のめやす	注意喚起の判断に用いる値[*3] 午前中の早めの時間帯での判断 5時〜7時 1時間値 ($\mu g/m^3$)	午後からの活動に備えた判断 5時〜12時 1時間値 ($\mu g/m^3$)
II	70超	不要不急の外出や屋外での長時間の激しい運動をできるだけ減らす(高感受性者[*2]においては,体調に応じて,より慎重に行動することが望まれる)	85超	80超
I	70下	特に行動を制約する必要はないが,高感受性者は健康への影響がみられることがあるため,体調の変化に注意する	85以下	80以下
環境基準	35以下[*1]			

[*1]:環境基準は環境基本法第16条第1項に基づく健康を保護するうえで維持されることが望ましい基準.PM2.5に係る環境基準の短期基準は日平均値35 $\mu g/m^3$であり,日平均値の98パーセンタイル値で評価
[*2]:高感受性者は,呼吸器系や循環器系疾患のある者,小児,高齢者等
[*3]:暫定的な指針となる値である日平均値を超えるか否かについて判断するための値

(環境省:微小粒子状物質曝露影響調査報告書,2007)

> **豆知識** PM2.5などの粒子状物質と健康被害
>
> 　わが国の気象庁からの粒子状の大気汚染物質は，以前はSPM（suspended particulate matter）のみ公表されており，粒子径が10 μm以下の粒子全体を測定していました．筆者らが酸性霧の研究を行っていた1980～90年代にはPM2.5のデータは得ることができず，2010年から日本各地の環境保健センターでPM2.5を測定するようになりました．米国では1960年代から調査しており，PM2.5のほうが他の大気汚染物質に比べ健康被害が強いことが多数の論文に掲載されていました．粒子径が小さいほうがより末梢の気管支に到達しやすく，粒子径の大きな粒子は鼻腔，喉頭に影響を与えやすい傾向があります．
>
> 　PM2.5の発生源には大きく2つあり，人の活動に伴う人為起源と，土壌や火山などの自然起源があります．直接大気中に放出された人為起源および自然起源のPM2.5を一次生成粒子，排出時にはガス状物質〔窒素酸化物，硫黄酸化物，VOC（揮発性有機化合物）など〕であっても太陽光やオゾンと光化学反応して粒子化したPM2.5を二次生成粒子とよび，両方を合わせてPM2.5とよんでいます．そのため，発生源や季節，地域により構成成分が異なり，一概に喘息や咳嗽を悪化させる程度を同一視はできないようです．また最近Oginoら[3]は，PM2.5中に存在するバイオエアロゾルという微粒子の蛋白質がアレルギー性気道炎症を起こしている可能性を報告しています．バイオエアロゾルを構成する細菌，真菌，花粉，動物など生物由来の粒子蛋白質が，大気中のPM2.5中の化学物質と反応して付着することが考えられ，抗原に十分なりうると考えられるようになりました．

んでは皆同時に症状が悪化しており，それらの症状は投薬ではなかなか改善しません．表2にこれまで発表されているPM2.5による呼吸器系健康被害の一部についてまとめました．

表2 PM2.5による呼吸器系健康被害

	影　響	論文
短期的影響	PM2.5の日平均値が10 μg/m^3 上昇すると小児喘息の入院患者が約2％増加し，呼気中一酸化窒素は0.46～6.99 ppb増加する（米国）	①Atkinson RW, et al：Thorax 69：660-665, 2014 ②Patel MM, et al：Environ Res 121：71-78, 2013
	PM2.5の濃度上昇により喘息児のピークフロー値が有意に低下，健常な小児でもわずかに低下（日本）	Yamazaki S, et al：Environ Health 10：15, 2011
	PM2.5をマウスに投与すると，気道抵抗の上昇，気管支肺胞洗浄液中の好酸球の増加，肺組織中のTh2サイトカインの上昇を認めた	Ogino K, et al：PLoS One 9：e92710, 2014
長期的影響	2012年のNational Health Interview Survey（米国）では，PM2.5の年平均値が10 μg/m^3 上昇すると，非ヒスパニック系黒人の喘息のオッズ比は1.73（1.17～2.56），過去1年間の喘息発作の発現オッズ比は1.76（1.07～2.91）と有意に高値となった	Nachman KE, et al：Environ Health 11：25, 2012

② 今や無視できない黄砂による咳嗽

　気象庁の黄砂の定義は「主として，大陸の黄土地帯で吹き上げられた多量の砂の粒子が空中に飛揚し天空一面を覆い，徐々に降下する現象」とされています．日本まで到達する黄砂の粒子径は1～10 μm，粒径分布のピークは4 μmといわれています．視程距離が10 km未満となる黄砂現象を観測した場合を黄砂日としています．わが国で黄砂と小児喘息による入院リスク（15歳以下）の増加との関連が報告されています[4]が，この報告では小児の入院データを用い，黄砂日から1週間以内に入院するリスクが1.83倍に上昇し，小学生で男児に多いと報告しています．また1,500例を超える調査結果から，黄砂日には成人喘息患者さんの9～23％で咳嗽，喀痰，呼吸困難を伴う喘鳴が増加し，0.1～1％の喘息患者さんで黄砂をきっかけに予定外受診や救急受診が必要となっていたことが報告されています[5]．当院でも，黄砂日には明らかに咽喉頭異常感と咳嗽が悪化したという予定外受診の症例

が，黄砂日から1週間以内に受診しています．札幌市の4月下旬～5月上旬にかけてのシラカバ花粉症の時期でも，黄砂日と重なると咳嗽が強く出現し，外来が忙しくなります．

③ 酸性霧による気管支喘息への影響

霧の粒子径は5～30μmであり，上・下気道の末梢気道の直前まで到達する可能性があります．気象学での霧の定義は「微小な浮遊水滴により視程が1 km未満の状態」であり，もやとは「微小な浮遊水滴や湿った微粒子により視程が1 km以上，10 km未満となっている状態」を指します．酸性霧の酸性に対する決まった定義は存在しませんが，霧の年間pHが5.0以下と定義されていることが多いようです．

酸性霧による気道傷害
　①霧水そのものの低浸透圧（30～40 Osm/L）による傷害
　②霧水に含まれる大気汚染物質による傷害
　③霧の発生による気温の低下による気道冷却による傷害

霧の都といえばロンドンですが，1940～50年代には家庭や工場からの石炭排煙，硫化酸化物による大気汚染状態があり，現在の環境基準を大きく超える濃度でした．その大気状態で霧が発生するため，霧水が大気汚染物質を吸収して酸性化していました．1952年のロンドンに発生したスモッグについての有名な研究[6]では，霧の発生期間中に呼吸器系疾患の死亡者が増加していました（図1）．北米での10年間の大規模研究では，酸性エアロゾルの多い地域ほど，慢性気管支炎などの閉塞性肺疾患患者さんの呼吸器症状の悪化が有意に増加するという報告がありました．図2[7]に，筆者が札幌医科大学在職中に経験した，ICS（ベクロメタゾンで1,200 μg/日）とテオフィリン徐放剤（600 mg/日）投与中の気管支喘息患者さんを紹介します．

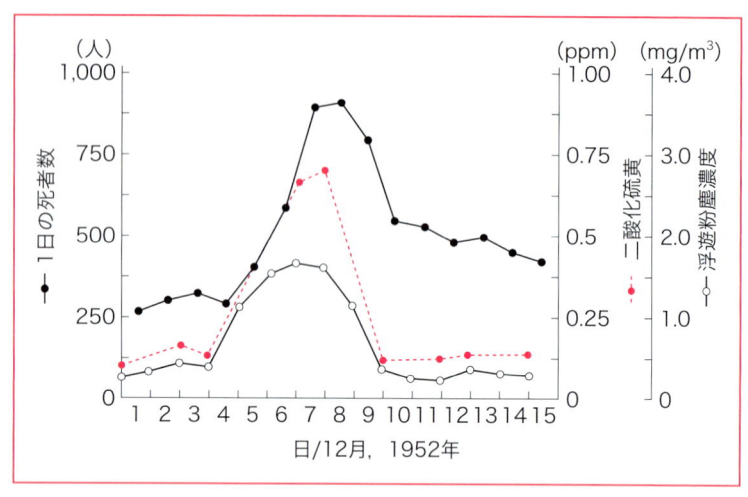

図1 1952年のロンドンにおけるスモッグ発生と慢性気管支炎患者死亡数との相関

(Wilkins ET, et al：Air pollution aspects of the London Fog of December 1952. Quart Royal Meterorol Soc **80**：267-271, 1954)

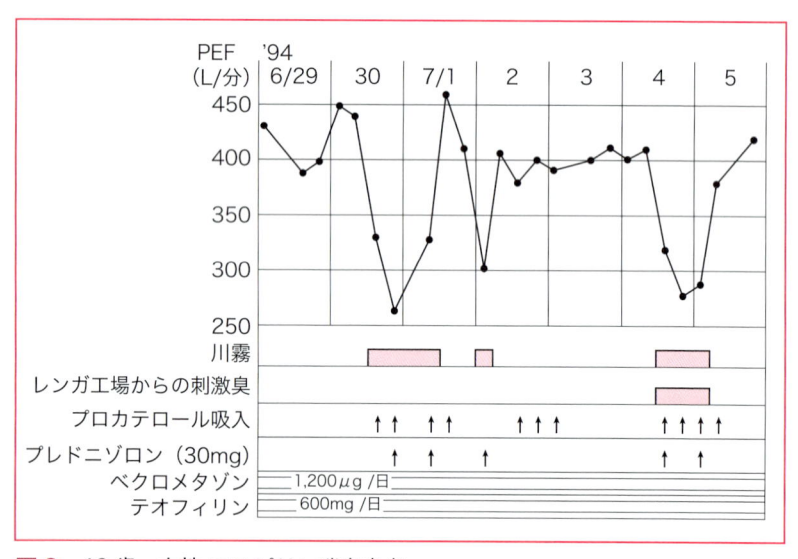

図2 46歳，女性 アスピリン喘息患者
川霧の発生時間と工場からの煙の臭気のある時間帯では，ピークフロー値が低下している．
(田中裕士，ほか：霧の吸入が気管支喘息患者のピークフロー値に及ぼす影響．アレルギー **44**：64-69, 1995)

この患者さんは札幌市郊外の川霧が発生する地域に居住しており，そこでは風向き次第で近くのレンガ工場から出る煙の汚染物質の刺激臭が強くなっていました．気管支喘息患者さんのピークフロー値を示していますが，川霧の日にはピークフロー値は明らかに低下し，さらにレンガ工場の煙が川霧と重なった日にもピークフロー値は低下し，ステロイド薬の内服と，短時間作用性β_2刺激薬（SABA）の吸入で治まっている様子がうかがえます．川霧の酸性度は測定していませんが，工場の煙の多い地域なので酸性になっている可能性が示唆されます．

　わが国における酸性霧が呼吸器疾患に及ぼす影響についての報告としては，1990年代に筆者らが行った，北海道太平洋岸での酸性霧の気管支喘息患者さんへの影響についての報告があります[8〜10]．結果をまとめると，気管支喘息患者さんの8.8〜29％で，霧の好発時期に咳嗽，喘鳴などの受診が増加し，非アトピー型喘息でその傾向が強い（図3[9]，4[8]）ことが明らかになりました．気道に慢性炎症が起こっている場合には，罹患期間が短くても呼吸器障害は起こる可能性があり，その機序としては霧水中の硫黄酸化物による好酸球活性化がもっとも強く疑われました．動物実験では神経ペプチド受容体拮抗薬が気道過敏性を改善し，吸入薬とともに治療として期待されましたが開発治験は残念ながら中止のままです．酸性霧の影響は，ICS，ICS/LABA，長時間作用性抗コリン薬（LAMA）の定期的吸入により少なくなってきています．しかし寛解のためこれらの吸入薬を中止している喘息例や，自己中断している喘息例では，酸性霧の影響が強く出やすく，最近の異常気象下では全国のどこかで再び発生するかもしれません．

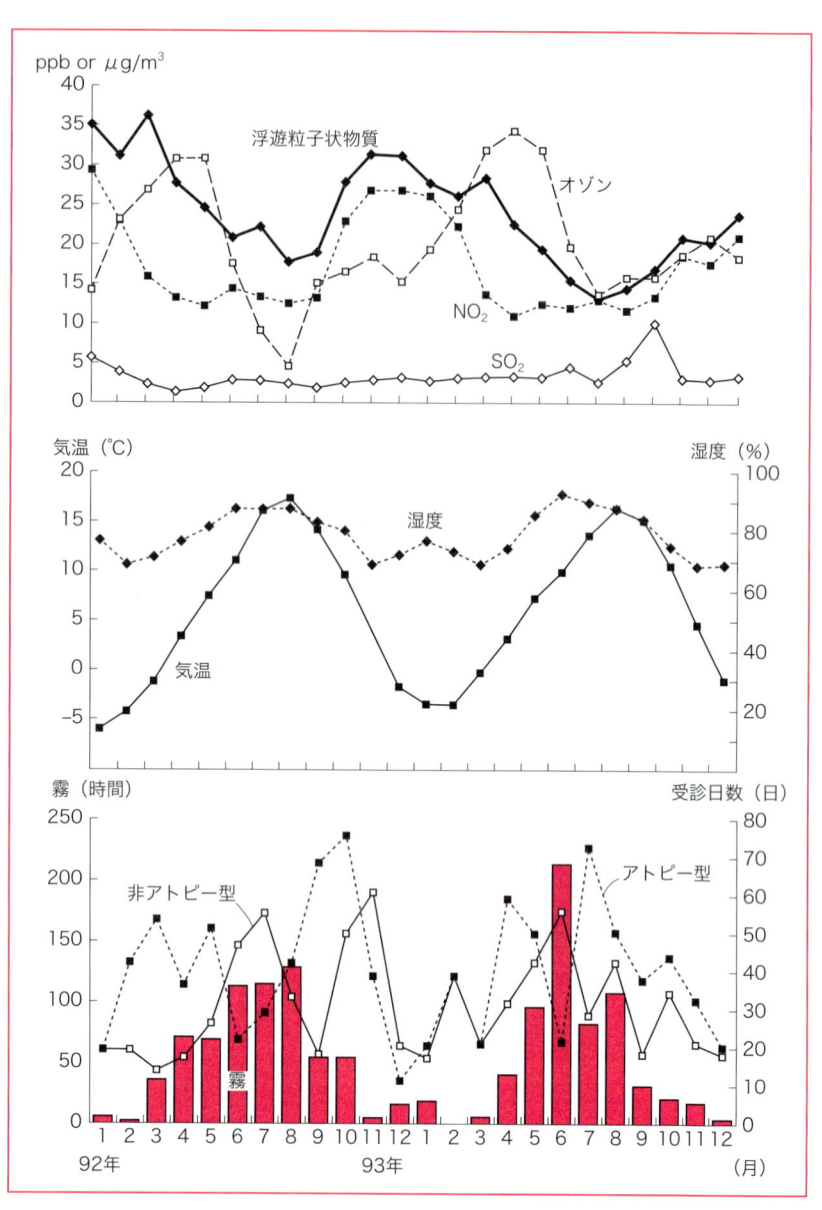

図3 釧路地方の102名の成人喘息患者における定期外受診と霧,気象因子および大気汚染物質との関係

非アトピー型喘息では霧の発生時期に定期外受診が増加している.霧の時期の大気汚染物質は,霧を除去して測定しているため低値である.

(Tanaka H, et al：Acid fog and hospital visits for asthma：an epidemiological study. Eur Respir J **11**：1301-1306, 1998)

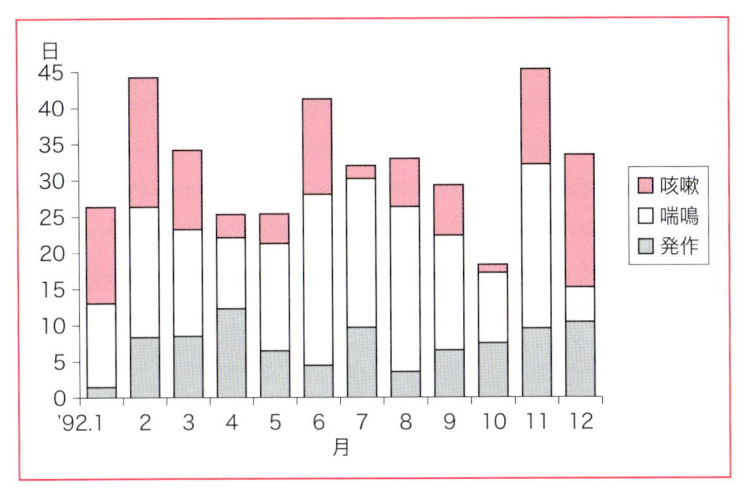

図 4-A 非アトピー型喘息患者 44 名の年間の症状別発生頻度
(田中裕士:酸性霧・エアロゾルによる呼吸器障害. 最新医学 **79**:1244-1252, 2015)

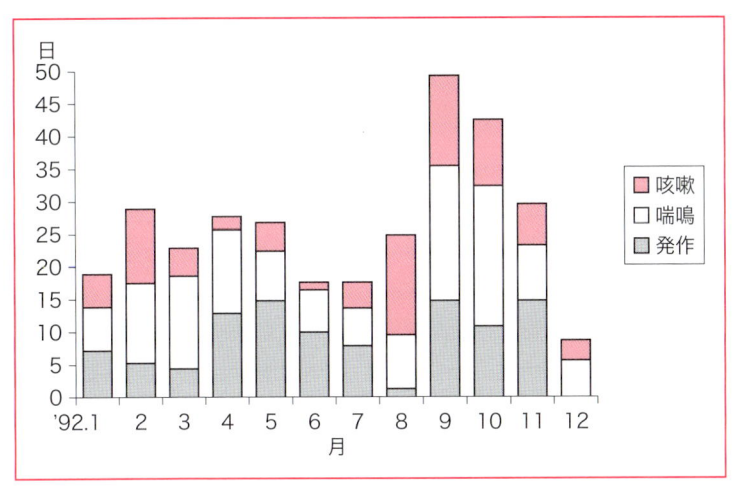

図 4-B アトピー型喘息患者 57 名の年間の症状別発生頻度
(田中裕士:酸性霧・エアロゾルによる呼吸器障害. 最新医学 **79**:1244-1252, 2015)

第7章 無視できない PM2.5, 黄砂, 酸性霧による"せき"の悪化

♣ 文 献

1) Yamazaki S, et al：Exposure to air pollution and meteorological factors associated with children's primary care visits at night due to asthma attack：case-crossover design for 3-year pooled patiets. BMJ Open **5**：e005736, 2015
2) 環境省：微小粒子状物質曝露影響調査報告書，2007
3) Ogino K, et al：Allergic airway inflammation by nasal inoculation of particulate matter (PM2.5) in NC/Nga mice. PLoS One **9**：e92710, 2014
4) Kanatani KT, et al：Desert dust exposure is associated with increased risk of asthma hospitalization in children. Am J Respir Crit Care Med **182**：1475-1481, 2010
5) Watanabe M, et al：Correlation between Asian dust storms and worsening asthma in Western Japan. Allergol Int **60**：267-275, 2011
6) Wilkins ET, et al：Air pollution aspects of the London Fog of December 1952. Quart Royal Meterorol Soc **80**：267-271, 1954
7) 田中裕士，ほか：霧の吸入が気管支喘息患者のピークフロー値に及ぼす影響．アレルギー **44**：64-69, 1995
8) 田中裕士：酸性霧・エアロゾルによる呼吸器障害．最新医学 **79**：1244-1252, 2015
9) Tanaka H, et al：Acid fog and hospital visits for asthma：an epidemiological study. Eur Respir J **11**：1301-1306, 1998
10) Honma S, et al：Effects of naturally-occurring acid fog on inflammatory mediators in airway and pulmonary functions in asthmatic patients. Respir Med **94**：935-942, 2000

第8章 心因性咳嗽の見破り方：薬が効かない待合室，診察室での耳障りな"せき"

こんな場合は心因性咳嗽を疑おう

- 睡眠中には消失する．
- 広義の鎮咳薬にほとんど効果はみられない．
- "犬が吠えるような（barking）"，"きんきんとした（brassy）"，"霧笛や警笛のような（foghorn）"と例えられる大きな声の咳嗽の割には，重篤感に乏しい．
- 咳嗽により日常生活が障害されるが，会話は障害されず，副次的な利益が患者にもたらされる．
- 周囲の注目が咳嗽を強化する．別なことに集中している間は咳嗽は出現しない．
- 症状は突然始まったり消失したりして持続時間はさまざまである．

基本のエッセンス

- 慢性咳嗽中の約5％で遭遇し，器質的な疾患をすべて除外診断したあとに診断する．
- 咳嗽の原因となる疾患が軽症で存在していることが多く，その症状が心因性の機序やわずかな環境からの刺激で，咳嗽として発現している．
- それゆえ，米国では心因性咳嗽（psychogenic cough）を身体的咳嗽（somatic cough）と習慣性咳嗽（habit cough）の2つに分ける動きがある．
- 慢性咳嗽が長引くと，二次的に心因が関与するようになることがある．

> **診断のポイント**
> - 広義の鎮咳薬はほとんど効果がない．
> - 咳嗽は睡眠中に消失，休日中に減少する乾性咳嗽が多く，犬が吠えるような咳嗽，きんきんとした咳嗽，警笛のような大きな声の咳嗽である．
> - 成人の場合，軽症の咳嗽を起こす疾患の合併があり，必ずしも睡眠中に咳嗽が消失するとは限らない．
> - 咳嗽により副次的な利益が患者にもたらされている．
>
> **治療のポイント**
> - 臨床心理士による心理療法，カウンセリングなど心療内科的対応を行う．
> - 成人では抗不安薬，抗うつ薬の投与を行う．
> - 小児では催眠療法，投薬としては抑肝散などで対応する．

① 耳障りで何かを訴えたい咳嗽と習慣になっている咳嗽の2種類がある

　診察を待っている間の咳嗽で大声でうるさいと感じるものは，マイコプラズマ感染症，アレルギー性鼻炎・副鼻腔炎に咽喉頭炎を合併した咳嗽，または心因性咳嗽の3つです．**咳嗽で何かを訴えているという感じがしたら心因性を疑いましょう．**それが慢性化し，リズミカルであったり，定期的・習慣的になってしまうと，訴えているというよりも癖で咳嗽が生じているような，本人には重篤感がなく，疲労感がみられないという印象を受けます[1,2]．心因性咳嗽はいくつかのクリニックや病院を回って，どの薬も効かないというものが多く，当然胸部X線やCT像でも異常がないことが確かめられています．診察で本人の興味のある楽しいことを話すと咳嗽は減ります．しかし，日常生活で不安を強く感じたままの状態が続いたり，うつ状態を合併してい

る場合，家庭・学校・職場内での人間関係や，勉強・仕事がうまくいっていない場合には，そこを解決しなければなりません．下記に症例を2例提示します．

> **症例1　家庭内暴力が原因（10歳, 男子．小学生）**
>
> 　アトピー型の重症喘息で，時間を問わず咳嗽が止まらないということで来院されました．吸入ステロイド／長時間作用性β_2刺激薬（ICS/LABA），プレドニゾロン内服，ロイコトリエン受容体拮抗薬で治療しているにもかかわらず咳嗽のコントロールが悪く，犬の吠えるような大きな咳嗽をしていましたが，2，3ヵ月も咳嗽が継続していた割には元気そうでした．聴診では喘鳴は聴取されませんでした．ダニ・ハウスダストに対する特異的IgE抗体価が陽性であったため，アレルギー性鼻炎＋アレルギー性咽喉頭炎の合併も考慮し，生活環境を整備するように指導したものの一向に良くならず，ステロイドの点滴も全く効果はありませんでした．母親に尋ねたところ，睡眠中は全く咳嗽が出ていないことが判明し，心因性咳嗽の可能性について話しました．
>
> 　後日わかったことですが，患児の父親は家庭内暴力をふるっており，その後両親が離婚して施設に入ってから，重症喘息によるものと思われた咳嗽がいつのまにか消失して，喘息は軽症の治療で安定するまでに回復しました．この心因性咳嗽は父親の家庭内暴力を訴えていたのです．

> **症例2　夫婦仲の悪さが原因（70歳代，女性）**
>
> 　夜間の呼吸困難と咳嗽で来院し，検査で喘息が判明したため，ガイドラインどおりICSによる治療を行いました．しかし，初診日の夜も全く薬が効かず，咳嗽と呼吸困難のため救急車で救急センターに運ばれました．救急センターでは聴診上異常なく，不整脈があるので循環器の二次救急病院に転送され，そこでも異常なしとの診断で帰宅．翌日，夫とともに再び来院しました．夫は「このままでは自分も夜眠れない」，「いったいどうなっているんだ！」と語気を荒げて話していました．患者さんの「今回は夫の存在が心強かった」というコメントに，夫婦仲があまり良くないことを直感し，朝にパキシル® 20 mg 1錠と夕食後にデパス® 1錠を追加処方しました．すると，その夜には咳嗽も呼吸困難も消失し，朝までぐっすり眠れ，夫も上機嫌となりました．おそらくは**夫婦仲が悪いという心理的ストレスにより，軽度の喘息ではありましたが，咳嗽の症状が数倍にも増幅されたのだと思われます．**
>
> 　その後の経過で夫婦仲は良くなった様子で，パキシル®，デパス® とも中止しましたが咳嗽は再発していません．

　以上のように，両症例とも軽度の喘息があり，咳嗽はその症状の1つであることは確かですが，心理的要因により咳嗽が必要以上に増幅され，長引いていたものと思われます．なお，成人〜高齢者では古典的な定義からの診断（表1）でみられる睡眠中の咳嗽消失はみられないことも多く，注意が必要と思われます．

② 小学生〜思春期の心因性咳嗽を疑うとき

　小学生〜思春期の心因性咳嗽と，高齢者での心因性咳嗽は分けて考えたほうがよいと考えます．小学生〜思春期の心因性咳嗽では，**表1，2**[3]に示した古典的な定義からの診断が有用と思います．①**睡眠中の咳嗽の消失**，②**重篤感がない**，③**咳嗽の原因となる何らかの軽症の疾患があり**，④**咳嗽により副次的に患者さんに利益がもたらされる**[1,2]，の4点が特に有用です．しかし，最近は軽症であるために古典的な定義に合致するような典型的な症例は減少し，合併症のために紛らわしいことが多いように思えます．**治療は臨床心理士による心理療法や心療内科的な対応が有効ですが，小児の場合抗不安薬，抗うつ薬を投与できませんので，漢方薬（抑肝散）などの投与**を考慮してもよいかと思います（**表3**）．下記に高校生の症例を示します．

表1　古典的な定義からの心因性咳嗽の診断

1. "犬が吠えるような（barking）"，"きんきんとした（brassy）"，"霧笛や警笛のような（foghorn）"など，人前，待合室，診察室での大声で耳障りな咳嗽
2. 咳嗽により副次的な利益が患者にもたらされる
3. 咳嗽は，睡眠中には聞かれない
4. 重篤感に乏しい
5. 抗不安薬，抗うつ薬，精神療法，カウンセリングで改善する

表2　心因性咳嗽の病態

1. 呼吸器感染症がきっかけの咳嗽に，注意の集中・とらわれが生じた
2. 咳嗽が情動を抑圧し，内部緊張を持続させる傾向にある人のはけ口となり，さらに条件づけによって咳嗽が出現する
3. 要求，精神的葛藤が咳嗽などの身体所見に転換されている
4. 人前で話す際，緊張して咳払いをしたり声を出しやすくするチック様症状がみられる
5. 喉をすっきりさせるための習慣的咳嗽に，軽度の感染が加わった
6. 1.〜5. が組み合わさったもの

（Fenichel O：The psychopathology of coughing. Psychosomatic Medicine **5**：181-184, 1943 より改変）

表3 心因性咳嗽の治療

1. 主治医の対応可能な範囲の努力
   ・心因性を疑う場合には，その段階で気づきを促す言葉がけを行う
   ・職場や家庭での過労，ストレス，化学物質（洗剤など）の回避を指導する
2. 薬物療法
   ・抗不安薬：ベンゾジアゼピン系
   ・抗うつ薬：選択的セロトニン再取込み阻害薬（SSRI），セロトニン・ノルアドレナリン再取込み阻害薬（SNRI）
   ・（小児の場合）漢方薬
3. 心理療法
   ・臨床心理士による心理相談
   ・心療内科への紹介（カウンセリング，催眠療法，暗示療法，行動療法など）

症例3　咳嗽の原因が変わる症例（16歳，女子．高校生）

6月1日　咳嗽（日中，就寝時），咽頭痛，鼻汁が出現．

6月14日　血中抗体価の上昇からマイコプラズマ感染症と診断し，クラリスロマイシン，去痰薬，リン酸コデインを9日間投与して改善しました．

7月9日　咳嗽は完全に消失．

7月14日　再度咳嗽が出現し，マイコプラズマ感染を契機にアレルギー性鼻炎が悪化したものと判断し，点鼻ステロイド薬，H_1受容体拮抗薬を2ヵ月分処方して，ある程度の効果が得られました．

9月6日　学校に行くと咳嗽が出現するようになり，特に体育館で症状が悪化していました．後鼻漏感があり，再度点鼻ステロイド薬，H_1受容体拮抗薬に中枢性麻薬性鎮咳薬を追加処方しました．

9月13日　今回の投薬には全く効果はなく，咳嗽に変化はありませんでした．他人が使った制汗スプレーの吸入で咳嗽が誘発されるとのことで，検査では呼気中一酸化窒素は38 ppbと上昇し

ており，呼吸機能検査で1秒率（% FEV$_1$）は89%と正常でした．気管支拡張薬投与前後での気道可逆性試験では，1秒量（FEV$_1$）は270 mL（8.4%）と改善がみられ，Most Graph-01®（強制オシレーション法による呼吸機能検査）における5 Hzでの呼吸抵抗（R5）が34%も改善したため，咳喘息の診断としました．しかしICS/LABA配合薬を投与するも完全に咳嗽は止まらず，父親とともに再度来院．以前より気がついていましたが，当院の待合室や診察室での待ち時間中，犬の吠えるような大きな咳嗽がとても耳障りであったことを思い出しました．そこで父親に聞いたところ，睡眠中咳嗽は全く出ていないとのこと．本人も咳嗽が強く出ている割には重篤感がなく，どこか咳嗽を楽しんでいるかのような印象を受けました．また，咳嗽のため保健室に行っては自由に生活していたようです．以上のことから心因性咳嗽であることを父親に話し，納得して帰宅してもらいました．

本症例では軽度のアレルギー性鼻炎と咳喘息が基礎にあり，それらの治療にもかかわらず咳嗽が止まらなかった部分については心因性咳嗽であったと診断しました．主治医の簡単な対応により解決した好例と思います．

③ Asperger症候群と心因性咳嗽

これまでみてきた症例からもわかるように，心因性咳嗽の診断には時間がかかることが多いです．症例2のように，成人〜高齢者における心因性咳嗽の特徴の1つとして，必ずしも睡眠中の咳嗽の消失はなく，心理的背景が複雑かつ何かしらの病気が隠れている場合もあるので注意が必要です．

> **症例4　Asperger症候群の咳嗽（29歳，男性）**
>
> 　一日中止まらない咳嗽で4年前に来院しました．基礎疾患にはアレルギー性鼻炎，咳喘息，Asperger症候群があり，精神科に通院中でした．これまでにいくつかのクリニックと病院を転々としており，そのたびに鎮咳薬や漢方薬を多数処方されていましたが，十分な効果は得られずに経過していました（それぞれの医療機関で処方された残薬と処方箋を常に持ち歩いていました）．どんな薬も効果はなく，その時々で自然に軽快していたようです．当院では咳喘息とアレルギー性鼻炎と診断し，ICS，ICS/LABA配合薬，H_1受容体拮抗薬，点鼻ステロイド薬，ロイコトリエン受容体拮抗薬と，鎮咳作用のある漢方を投与しましたが，咳嗽は止まらないまま，その後は通院しなくなっていました．今年に入って乾性咳嗽が止まらなくなってきたため再度来院，「これまで処方された鎮咳薬では効果がないので何か新しい薬はないのか？」というものでした．まだ処方していない鎮咳薬を処方しましたが全く効果なく，あとは心因性かもしれないことを話し，これまでとは別の精神科で処方されているデパス®とジェイゾロフト®を内服した翌日から咳嗽がぴたりと止まり，翌日そのことをわざわざ報告に来てくれました．

　Asperger症候群は，知的発達の遅れを伴わず，かつ自閉症の特徴のうち言葉の発達の遅れを伴わないものです．自閉症は3歳ぐらいまでに発症し，他人との社会的関係の形成の困難さ，言葉の発達の遅れ，興味や関心が狭く特定のものにこだわることを特徴とする行動の障害とされています．自閉症とAsperger症候群との共通点は，コミュニケーション障害，対人関係・社会性の障害，パターン化した行動とこだわりです．相違点は，言語の発達の

遅れがなく不器用さがあるのが Asperger 症候群で，言語の発達の遅れがあるのが自閉症です．前述した症例では，Asperger 症候群で多く合併するチック障害の 1 つとしての慢性咳嗽が主体であったとするのが妥当と考えます．**Asperger 症候群のチック障害は，咳払いと鼻鳴らしの症状が多い**ようです．これらの症状は，本人には自覚はなく，周囲に嫌がられる行為となっていることが多いのが特徴です．

④ 新しい心因性咳嗽の考えかた

　咳嗽性チックすなわち習慣性咳嗽（habit cough）以外の心因性咳嗽を，身体的咳嗽（somatic cough）とするという新しい分類が，米国胸部内科学会で提案されています[1,2]（図 1）．この新しい分類の考え方は，心因性咳嗽

> **豆知識** チック障害と心因性咳嗽
>
> 　チック障害は 18 歳未満で発症する，体の一部の速い動きと発声を繰り返す行動異常です．「突発的，急速，反復性，非律動性，常同的な運動あるいは発声」と定義されています．心因性咳嗽との鑑別が問題となるのは，咳嗽性チックです．チック障害は①**一過性チック障害**（少なくとも 4 週間持続し，1 年以上にはならない），②**慢性運動性または音声チック障害**（1 年以上間欠的に持続し，間欠期は 3 ヵ月以上にはならない），および③ **Tourette 症候群**の 3 つに分類されます（図 1）．Tourette 症候群とは，運動性および音声チック障害が 1 年以上間欠的に持続し，間欠期は 3 ヵ月以上にはならず，小児から成人への持ち越し例や成人発症例では慢性の咳嗽を呈する場合があります．ちなみに Tourette 症候群の治療薬は，抗ドパミン薬などの抗精神薬です．いずれにしろ，慢性咳嗽はチック障害の 1 つの症状であることも念頭に置いたほうがよいかと思います．

```
心因性咳嗽 ── できる限り検査を行い，咳嗽の原因
              となる疾患を鑑別することが重要
      │
      ├─ 身体的咳嗽      心因性が疑われるが，何らかの
      │  (somatic cough) 軽度な身体的異常に起因する咳嗽
      │
      └─ 習慣性咳嗽      子どもの咳嗽性チックに相当
         (habit cough)    ①一過性チック障害
                          ②慢性運動性あるいは音声チック障害
                          ③Tourette症候群
                          Asperger症候群に咳嗽性チック障害を合併することあり
```

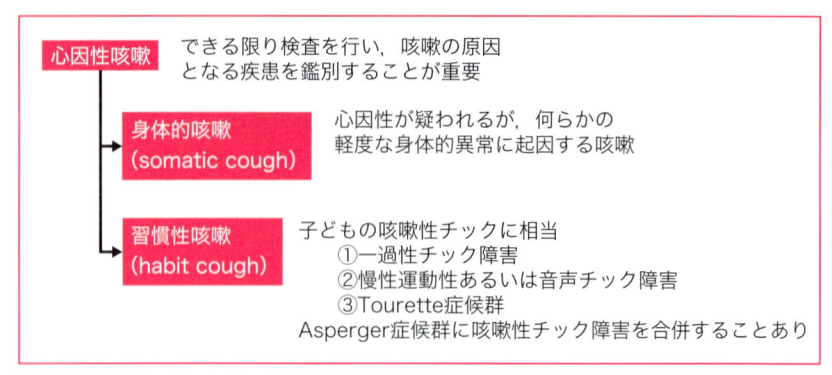

図1　新しい心因性咳嗽の分類

が疑われても，何らかの身体的異常（軽度の疾患）が原因ということがあり，それを検査すべきということを示唆しています．成人〜高齢者の心因性咳嗽では，このような精神的疾患や咳嗽を起こす疾患が隠れている場合があり，それを身体的咳嗽とよび，さらにこれまで純粋に心因性とせざるをえなかった障害や疾患について，大脳にその原因となる障害があることが明らかにされつつあります．これに対して小児の単純なチック障害による咳嗽は，単なる習慣であるかのように暗示療法だけで改善することがあります．

文 献

1) Vertigan AE, et al：Somatic Cough Syndrome (Previously Referred to as Psychogenic Cough) and Tic Cough (Previously Referred to as Habit Cough) in Adults and Children：CHEST Guideline and Expert Panel Report. Chest **148**：24-31, 2015
2) Irwin RS, et al：Habit cough, tic cough, and psychogenic cough in adult and pediatric populations：ACCP evidence-based clinical practice guidelines. Chest **129**：174S-179S, 2006
3) Fenichel O：The psychopathology of coughing. Psychosomatic Medicine **5**：181-184, 1943

第9章 仕事場での"せき"（職業性咳嗽）

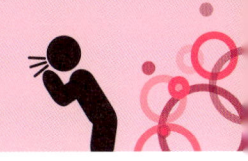

基本のエッセンス

- 職場に勤務している日や時間帯に咳嗽が発現し，勤務のない時間帯や週末，休日には寛解する咳嗽である．
- 基礎疾患に喘息・咳喘息，アレルギー性鼻炎または胃食道逆流症（GERD）などをもっていることが多く，職場でそれらが悪化することが多い．
- 職場に咳嗽の原因となる強力な物質や抗原が存在する場合には，アレルギーの基礎疾患がなくとも咳嗽が発症する．

診断のポイント

- 職場での咳嗽悪化（コールセンター，きのこ栽培工場，薬局など）は意外と多いことを知っておく．
- 職場で咳嗽が悪化する傾向の有無を問診する．
- 通常の咳嗽治療で，症状がどうしてもゼロにならないときには専門医に紹介する．

治療のポイント

- マスクが装着可能な職場ではそれで対応する．
- 治療薬を使用しても止まらない場合には配置転換・転職を勧める．

① プライマリ・ケアでは多い職業性咳嗽

　職業性咳嗽とはどのような疾患でしょうか？　職場に勤務している日や時間帯に発現し，勤務のない時間帯や週末，休日には寛解する咳嗽のことですが，職業性慢性咳嗽についてのまとまった総説は少ないです[1]．診断アプローチのフローチャートを図1に示します．診断法として患者さんに症状日記をつけてもらい，勤務時間と咳の発生時間との関係について把握すると確実です．診断的治療としては短期〜長期休暇などによる職場からの隔離を行い，症状の改善の有無をチェックします．職場によって咳嗽を起こす基礎疾患は異なり[2]，喘息・咳喘息，アレルギー性鼻炎・副鼻腔炎・咽喉頭炎，GERD，心因性咳嗽，職場内の空気中の抗原物質，化学物質であることが多いです．通常の治療では完全には改善せず，咳嗽が勤務時間に強くなるという問診を詳しく聞くことが診断のきっかけとなります．**職業性咳嗽では，ピークフローメータを職場で測ってもらい，値が低下するかどうか診るのが一般的です．**プライマリ・ケアでは臨床的な診断で治療に入ることを勧めます．

　職業性咳嗽の治療方針の基本は，職場の原因物質の回避ですが，経済的理

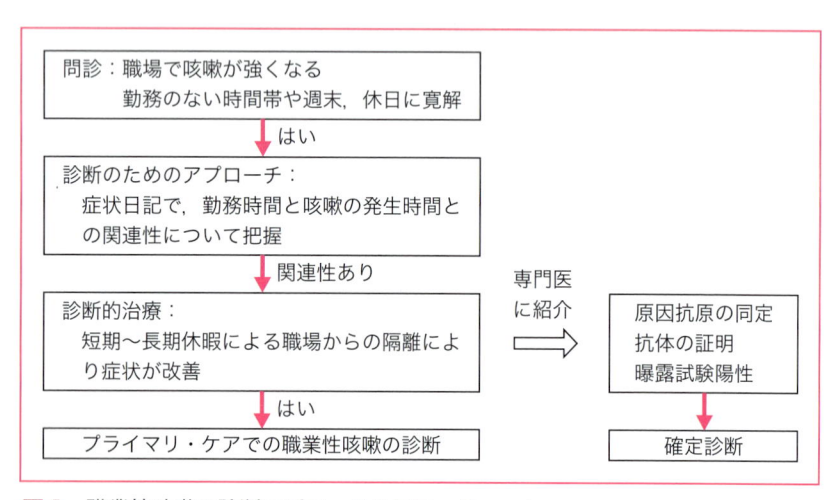

図1　職業性咳嗽の診断アプローチのフローチャート

由で職場の変更が不可能な場合は，症状は完全に取り除けませんが，それぞれの原因疾患の治療を行います．**専門医へ紹介するタイミングは，それぞれの疾患への通常の治療を行い，咳嗽の原因物質からの隔離を行っても治療効果に満足が得られない場合や，転職を考慮するための医学的根拠（血清中抗体価，職場での曝露試験による咳嗽の再現性の検討）が必要な場合**です．生活指導としてはマスクの装着や防護服の着用，職場の換気，職場内の配置転換などで，これにより咳嗽をコントロールしながら就労を続けることができる場合があります．帰宅時には服や毛髪に付いた原因物質を除去し，家庭内に原因物質を持ち込まないことが重要です．

② きのこ栽培工場就労者における慢性咳嗽

筆者らが検討した屋内きのこ工場における慢性咳嗽の研究[3]では，操業開始3年間における屋内きのこ工場では，約40％の就労者が呼吸器アレルギー症状のため退職しており，66％に慢性咳嗽（図2）[4]，5％に過敏性肺炎が発

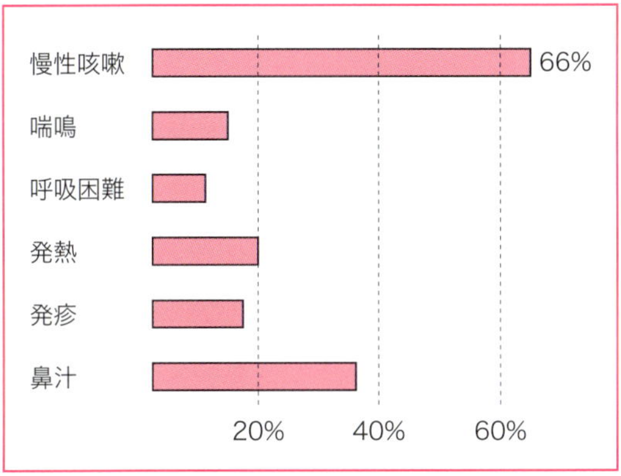

図2 きのこ工場操業3年後の各アレルギー症状の出現頻度（$n = 120$）
（田中裕士，ほか：職業性呼吸器疾患の現況と対策 過敏性肺炎.
日本職業・災害医学会会誌 48：394-398, 2000 より改変）

症していました．**きのこ工場内に浮遊しているきのこ胞子（真菌抗原）とエンドトキシンが咳嗽の原因**でした．疾患の内訳では，大気中に浮遊しているエンドトキシンが原因の organic dust toxic syndrome（p.151 豆知識参照），きのこ胞子の吸入が原因のアレルギー性鼻炎による後鼻漏症候群，咳喘息，好酸球性気管支炎でした（図3）[3]．筆者らはきのこ工場からほぼ無菌的に採集してきたきのこ胞子を3～4ヵ月培養してきのこ抗原を独自に作製し，患者血清中の特異的 IgG, IgE 抗体を検討しました．血中特異抗体である沈降抗体（IgG）は勤務1年間では43％，勤務3年間では94％の就労者で陽性となり，きのこ抗原に強く感作されていることが判明しました．さらに慢性咳嗽の症例では，ウエスタンブロッティングによりきのこ特異的 IgE 抗体も

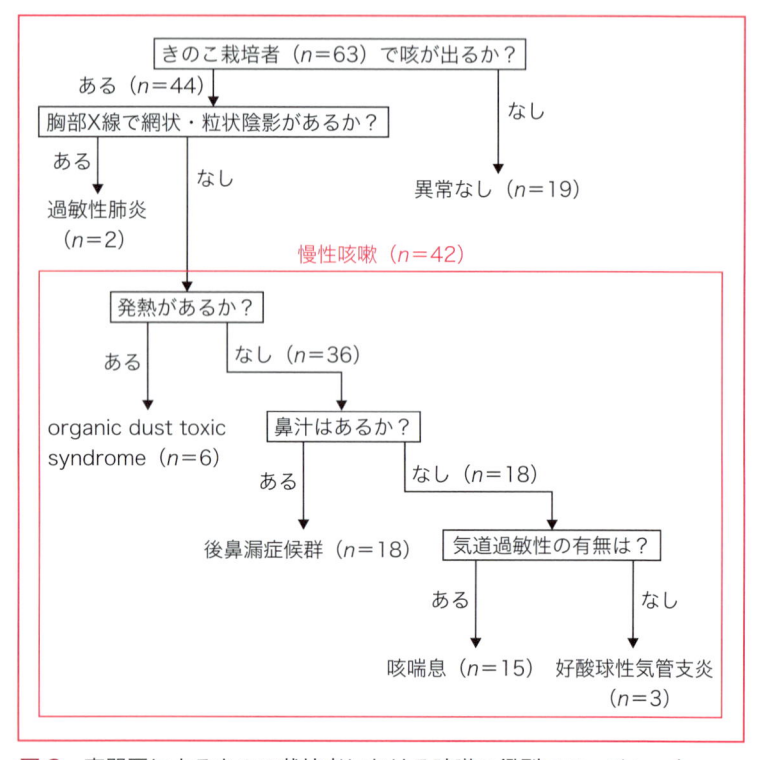

図3 専門医によるきのこ栽培者における咳嗽の鑑別フローチャート
(Tanaka H, et al：Workplace-related chronic cough on a mushroom farm. Chest **122**：1080-1085, 2002)

認められていました．以上から，きのこ栽培工場就労者における呼吸器アレルギーの発症には，抗原特異的な IgG, IgE 抗体を介した免疫反応が関与していることが示唆されました．一方，**この研究からきのこ胞子をどんなに吸っても，職場で咳嗽などアレルギー反応の発現しない就労者（約 25％）のグループの存在が明らかになり**，その遺伝子多型を明らかにしました[5]．

> ☕ **豆知識** organic dust toxic syndrome
>
> organic dust toxic syndrome（ODTS）とは，大気中に浮遊しているエンドトキシンの吸入により発熱，咳嗽などのアレルギー様症状をきたすもので，短期大量曝露，長期少量曝露によって起こります．エンドトキシンは一般に有機塵埃に含まれている，さまざまな物質の総称です．きのこ工場でのエンドトキシンの由来は明らかにはなっていませんが，細菌，真菌由来が多いようです．

③ 大気中エンドトキシンでも咳嗽が起こる

　きのこ栽培工場での慢性咳嗽では就業 2 週間ぐらいから発症する場合があり，なかでも **図 3** に示した慢性咳嗽の原因別疾患でみると，就労から咳嗽出現までの期間がもっとも短いのは ODTS であり，平均 1.8 ヵ月でした．ほかのアレルギー疾患では 3〜4 ヵ月を要しており，明らかに原因により発症までの期間が異なることが判明しました[3]．一方，工場内の大気中のエンドトキシン濃度を測定したところ，事務室と比較して 50 倍以上であり，作業中に就労者がエンドトキシンを多量に吸入することが示されました．欧米では綿花工場や豚飼育場で高値が報告されており，多くの職場で大気中のエンドトキシン濃度が高いことが推測されています．また，比較的低い濃度のエンドトキシン吸入でも気道炎症が起こることが知られており，きのこ栽培工場ではきのこ胞子アレルギーと同時に，エンドトキシンによる気道傷害が起こっていることが示されました．

④ コールセンターで咳嗽が多い

　札幌市にはコールセンター（電話オペレーター）が多く，勤務してから咳嗽が出るようになり，市販薬，内科クリニックや呼吸器専門病院への受診により咳嗽が少し軽減するものの完全に消失しないとのことで受診される患者さんが多いです．問診で詳しく聞くと，多くの患者さんは**基礎疾患にアレルギー性鼻炎や咳喘息をもっていることもありますが，全く基礎疾患のない場合もあります**．生計を立てなければならず，すぐに転職できないケースがあり，プライマリ・ケアでは対応に苦慮しています．また，電話オペレーターは職業柄マスクをしづらい（電話対応の声が聞きづらくなる）のも悩ましいところです．コールセンターでも咳嗽が全く起こらないところもあり，患者さんにはいくつかのコールセンターを当たるように指導しています．このような職場は，机の前にパソコンがずらっと並んでおり，室温は24時間空調管理され，湿度はOA機器にカビが生えないように低めの設定にされ，窓の開閉はなく，また掃除の回数が少ないことから，ほこりと乾燥した室内環境がその原因かと推測しています．当院のビルも，以前はコールセンターとして使われていた場所なのですが，改築コスト抑制を狙って，見た目はきれいな床をそのまま利用しようとしたところ，ほこりがひどく使い物にならないため全部撤去して，改築費が跳ね上がった経験があります．このように**OA機器が並んでいる職場は札幌市に限らず全国的にも多数存在し，近年増加している新しいタイプの職業性慢性咳嗽**と思われます．

症例 **症例1　基礎疾患にアレルギー性鼻炎あり（31歳，女性）**

　1ヵ月前から感冒をきっかけに咳嗽，喀痰，鼻汁，咽喉頭異常感が治まらず，市販薬でも全く効果なく来院．既往には5年前からシラカバ花粉症，リンゴやモモによる口腔内アレルギー症候

群あり．現在コールセンターに勤務中であることもわかりました．
　気道中の好酸球の浸潤を示唆する呼気中一酸化窒素は 8 ppb と正常でした．スパイロメトリーは正常で，吸入気管支拡張薬の吸入前後での 1 秒量（FEV$_1$）の改善は 180 mL（7％）と有意な改善ではありませんでしたが，呼吸抵抗を測定する強制オシレーション法を用いた Most Graph-01® での R5 の改善が有意であったため咳喘息と診断しました．さらに，喀痰，鼻汁，咽喉頭異常感，花粉症を基礎にもっていることから，アレルギー性鼻炎・咽喉頭炎の一時的増悪を考えました．就寝時と外出時，およびコールセンター就労時でそれらの症状が悪化することから，本症例は，感冒により悪化したアレルギー性鼻炎・咽喉頭炎それに咳喘息が合併し，外出時の乾燥した冷気，職場環境で悪化したものと考え，吸入ステロイド／長時間作用性 $β_2$ 刺激薬（ICS/LABA），H$_1$ 受容体拮抗薬，点鼻ステロイド薬を投与し改善しました．

症例2　既往に小児喘息あり（53歳，女性）

　最近 10 年間は，咳嗽などのアレルギー症状は全く出ていませんでした．2 ヵ月前から職場での配置転換でコールセンター勤務となり会話することが増えました．その頃からセンターで会話すると咳嗽がひどくなる傾向があり，家に帰っても夜間から朝 4 時くらいには睡眠できないほどの咳嗽になっていました．呼吸困難や声枯れ，さらに後鼻漏感も出現してきたため，近くの内科クリニックを 2 ヵ所，耳鼻咽喉科を 1 ヵ所受診しました．胸部 X 線，副鼻腔 X 線では異常なく，血液中特異的 IgE 抗体（MAST-33）

陰性．ICS/LABA，麦門冬湯，鎮咳薬，去痰薬，抗菌薬を投与され，鼻炎症状は改善してきましたが咳嗽と"気管が苦しい"とのことで来院．咽頭後壁は発赤して敷石状に腫れていましたが，聴診では連続性ラ音は聴取されませんでした．スパイロメトリーは正常で，吸入気管支拡張薬の吸入前後での FEV_1 の改善は 230 mL（12.3％）と有意な改善を示し，呼吸抵抗を測定する強制オシレーション法を用いた Most Graph-01® での R5 の改善も有意であり，再度問診をしたところゼーゼーしているときもあったことが判明し喘息と診断しました．身体症状からアレルギー性鼻炎の合併もあり ICS/LABA のフルティフォーム®125 エアゾールを朝夕2 吸入ずつ（吸入方法をしっかり指導），H_1 受容体拮抗薬，点鼻ステロイド薬，点鼻血管収縮薬を投与して速やかに症状は改善しました．

　この症例では，会社内での異動が咳嗽の発症のきっかけになっていることは明らかですが，通常の血液でのアレルギー検査では陰性であり，**小児喘息の既往があるため，コールセンターがその喘息の復活に関与したもの**と考察されます．

⑤ 職業性咳嗽は気づかれていないことが多い

　前述以外にも咳嗽が頻発する職場は多いですが，職業性咳嗽としてくくられているものの，実際は問診で職業の中身まで聞くことはなく見過ごされています．**薬剤・化学物質粉塵を扱っている薬局の薬剤師や受付でも最初は慢性咳嗽，経過で喘息・咳喘息になる**ケース，**ハウス栽培でのトマト花粉を吸入する野菜栽培者**や，コンブ表面に付着するクラゲの仲間を削るコンブ加工業者も受診しています[6]．地域特異的な場合もあるため大きな研究対象と

なっていませんが，プライマリ・ケアでは時々みられますので頭の片隅に置いておく必要があります．

文　献

1) Groneberg DA, et al：Chronic cough due to occupational factors. J Occup Med Toxicol **1**：3, 2006
2) Castano R, et al：Occupational rhinitis in workers investigated for occupational asthma. Thorax **64**：50-54, 2009
3) Tanaka H, et al：Workplace-related chronic cough on a mushroom farm. Chest **122**：1080-1085, 2002
4) 田中裕士，ほか：職業性呼吸器疾患の現況と対策　過敏性肺炎．日本職業・災害医学会会誌 **48**：394-398, 2000
5) Suzuki K, et al：HLA class II DPB1, DQA1, DQB1, and DRB1 genotypic associations with occupational allergic cough to Bunashimeji mushroom. Tissue Antigens **65**：459-466, 2005
6) 中川紘明，ほか：利尻島における昆布喘息の実態．日本職業・環境アレルギー学会誌 **19**：33-39，2012

豆知識　腹圧性尿失禁

　"せきをすると尿が漏れる"という症状は，特に高齢の女性や妊婦さんに多くみられます．これは腹圧性尿失禁といい，ひどいせきやくしゃみをするときに，おなかにぐっと力がかかることで，尿意とは無関係に膀胱にたまっていた尿が漏れることをいいます．尿道を支える骨盤底筋群が緩むことが最大の原因です．肥満や妊娠に伴う著明な体重増加や，重い荷物を持ったり，長時間の立位，排便時に長くいきむなど，日常的に腹圧がかかる行動を避けることが重要です．まれに悪性腫瘍で膀胱に放射線を照射した際に，尿道を締める神経が傷つくことによって起こることもあります．多くの軽症例の場合には，緩んだ骨盤底筋群を鍛える体操を行ったり，尿道を締める作用があるといわれている薬剤を投与します．1年以上尿漏れが継続し，体操や薬剤に効果のない場合には尿道を支えるスリング手術などもありますので，泌尿器科への紹介が必要となります．

第10章 新築・リフォーム後の家，タバコや線香の煙などで起こる"せき"

基本のエッセンス

- 身の回りで使われている日用品や住宅建材，食品に含まれている化学物質（自然由来も含む）により起こる健康被害が化学物質過敏症であり，咳嗽もその症状の1つである．
- 新築・改築後の家屋，農薬・殺虫剤，タバコや線香の煙，香水などで咳嗽が誘発され，それらから離れると消失する．
- 電磁波による酸化ストレスがフリーラジカルの増加を引き起こし，細胞の老化を促進する．電磁波曝露による咳嗽は少ないが，アレルギー炎症，神経性炎症を悪化させる可能性がある．
- 化学物質過敏症や電磁波過敏症は血液検査での異常は出にくい．

診断のポイント

- 鎮咳薬はほとんど効果がない．
- 問診で過度の化学物質摂取歴や電磁波曝露歴がないか聴取する．
- 化学物質曝露による咳嗽の発生には個人差がある．
- 咳喘息でも化学物質吸入により咳嗽が起こる．

治療のポイント

- 原因として推測される化学物質から離れる．
- ストレスを減らすような生活環境を整える．

① 化学物質吸入が原因の咳嗽がある

　これまではシックハウス症候群（シックビルディング症候群）として世間を騒がせたホルムアルデヒドによる咳嗽などの体調不良で代表されていた化学物質過敏症ですが，同じ環境にいてもすべての人が罹患するわけではないため，理解されていない領域でした．2009 年 10 月から，わが国のレセプト病名として記載できるリストに加えられましたが，有効な治療方法がないのが現状です．最近は建築業界にも規制が入り，ホルムアルデヒドなど数種類の物質をほとんど使用していない建材を使用したり，新築・改築後 24 時間換気を行うことによってその程度は治まりつつあります．しかし，化学物質過敏症はホルムアルデヒドなど数種類の物質の規制でなくなるものでなく，線香やタバコの煙，香水など人工的に作られた香料，規制から外されているホルムアルデヒド以外の化学物質，新聞のインクのにおい，天然の素材から出る化学物質により，咳嗽や体調不良を起こす症例が後を絶たない状況です．その患者数はまだ少数のため社会問題にはなっていませんが，個人的に対策をとらなければならない場合があります．そのアドバイスが，薬づけでも咳嗽が止まらない患者さんの治療につながることがあります．

　タバコや線香の煙で咳嗽が起こる疾患として認定されているのは**咳優位型喘息**であり，喘息・咳喘息まで範囲を広げて診断する必要があります．

症例 1　家族同時発生の咳嗽（40 歳代，女性）

　非喫煙者．既往に喘息やアレルギー性鼻炎などのアレルギー性疾患はありませんでした．中古のコンクリート住宅を購入し，シックハウス症候群にならないようにリフォームを行い，その後半年間，化学物質が抜けるように誰も住んでいない状態で放置していました．いよいよ引っ越しをして 1 ヵ月もしないうちに，リフォー

ムした家に帰ると咳嗽が出るようになりました．引っ越しの際のほこりと過労によるものだと放置していましたが，夫や子どもにも同様の咳嗽が出現してきたため相談に受診．当院受診前にいくつかの病院で治療薬をもらっていたようですが，全く効果がなかったそうです．

　胸部X線，呼吸機能検査，血液検査で異常はなく，咽頭後壁の発赤もありませんでした．咳嗽がリフォーム後の家で強くなること，実家に帰るとその咳嗽が治まること，既往にこのような咳嗽が長く続いたことがなかったことから，リフォーム後の化学物質過敏症による咳嗽を疑いました．患者さんの希望もあり，家の中の化学物質の濃度を自費で測定してもらうことにしました．測定業者が来て，「今時，ホルムアルデヒドが高い家などありませんよ．測定が無駄になる可能性がありますがいいのですね」と散々いやみを言われたそうですが，測定結果ではホルムアルデヒドの濃度が国の基準値を上回っていたそうで，測定業者もびっくりしてその後何も言わなくなったそうです．また，リフォーム業者からの「引っ越し時に，昔からの家具から出たものではないか」といった言い分を受けて，家具をどかせて再度測定しましたが，やはりホルムアルデヒドの濃度は高いままだったようです．なお，咳嗽は家具の搬入以前から出ていました．とりあえず家族全員前の家に戻って咳嗽は治まったようです．

② 化学物質への反応は個人差が大きい

　室内汚染の化学物質としては前出のホルムアルデヒド以外に，トルエン，

パラジクロロベンゼン，有機リンなど 13 物質の室内指針値が 2002 年に制定されました．ただし，別の化学物質も特に接着剤（細木同士の接着，クロスや床の接着）に使用されています．現代建築において接着剤の使用は，規格外の長さの木材を用いたモダンな住宅には欠かせないものとなっており，無垢の木で長く太いものがない現状を考えるとやむをえない状況です．建築業界のみが悪いわけではなく，モダンな設計の家を望む消費者側にも責任があるといえます．化学物質に過敏な方は，従来の無垢の木を用いた在来の方法で，接着剤をなるべく用いずに無理なく家を建てることをお勧めします．同じ家族のなかでも，症状が出る人と出ない人がいるため，家に原因がある場合は夫の理解が得られず困っている主婦の方が多いように思えます．また，**個人によって原因となる化学物質の種類が全く異なり**，たった 1 つの化学物質に過敏な症例もあれば，多種類の化学物質に強く反応する場合もあります．このように症例ごとに原因となる化学物質が異なることが，周囲の理解を得られず，研究を難しくしています．**ヨーロッパ，特にドイツではこの領域の対応が進んでいますので，塗料や家具なども輸入したものを使用すると**よいでしょう．最近，国内でもそのような流れで家具を製作しているところが増えてきました．

　家の仏壇や葬儀中などの線香の煙に咳嗽が止まらない場合，**化学物質対応の N95 マスク**（当院ではハイラック®マスク 555 型：興研）を装着しますが，家では線香の煙が出たあとに**部屋の換気**を行うようにしてもらっています．また，最近のマンションには必須の **24 時間換気システム**も有効です．

　一方，臨床で感じるのは化学物質吸入による咳嗽の発症にはストレスが関与しているということです．子どもの受験，親の介護，職場環境などの避けられないストレスが，咳嗽をより発生させやすくしています．最近増加している食物アレルギーによるアナフィラキシーや，防腐剤や着色料など食品添加物による体内ホルモン攪乱を合併していることも多く，ますますストレスが絶えないという状況になっています．1 つを解決してもまだほかに要因があるため，咳嗽や咽喉頭異常感が残り，患者満足度を満たさないのがこの領域の診療といえます．

> **症例**
>
> **症例2　学校がシックビルディング（10歳代，男子．高校生）**
>
> 　アレルギー疾患の既往なし．新築したばかりの高校に通うようになってから，学校での咳嗽がひどくなり，授業中にほかの生徒にも迷惑がかかるようになってきたため来院．近くの医療機関でさまざまな鎮咳薬を投与されましたが全く効果がなく，新築に伴うシックビルディング症候群と認識して学校側と協力し，なるべく窓を開け換気を行ったり，休み時間にはすぐに校舎から外に出て呼吸したり，授業を工夫して行って対応していました．ほかのクラスにも同様の症状を起こしている生徒がいることも認識していました．寒くなってきて窓を開ける頻度が少なくなってきたため，症状が悪化してきたものと考えられました．胸部X線，呼吸器機能，呼気中一酸化窒素などに異常はなくアレルギー疾患はないと判断．活性炭入りのN95マスクは呼吸が苦しくなり一日中装着することはできず，姉妹校への転校，授業の受け方などのさらなる工夫を相談しましたが，なかなか満足する方法は見つけ出せませんでした．このように解決が難しい症例も多く存在します．
>
> 　結局，退学して通信教育に切り替えて大学を目指すことになったようで，その後は元気に勉強しているとのことです．

③ 電磁波過敏症の合併が多い

　どこの家庭にもある家電製品，スマートフォン，パソコンや電車，自動車，電線，携帯基地局，発電機さらに宇宙線など，日常生活は微量の低周波〜高周波電磁波で溢れています．**微量な電磁波に過敏に反応し，頭痛，睡眠障害，**

動悸，疲労感，消化不良など身体的不調を起こすのが電磁波過敏症です．世界保健機構（WHO）も 2005 年にこの病気についてコメントを出し，これらの症状についての存在は認めていますが，身体的不調がどれ位の電磁波で起きるのかについてのエビデンスは現在のところまだないとしています．2011 年に，WHO の専門機関は電磁波によるがん発症の可能性があると発表しており，今後さらなる研究が進むものと思われます．まだ症例数は少ないものの，電磁波過敏症は増加してきており，化学物質過敏症を合併していることが多いため問題となってきています．電磁波過敏症単独では咳嗽が出ることは少ないです．**電磁波を浴びると，体内でフリーラジカルが増加し，酸化ストレスによって細胞の老化が進むことがわかっており**[1]，特に神経細胞への影響が懸念されています．神経細胞ではおもにカルシウムが情報を伝達していますが，電磁波がカルシウム代謝に影響を与えたり，神経伝達物質にも影響を及ぼすとの報告も多く見受けられます[1]．電磁波過敏症はアレルギー反応を悪化させるという研究と，そうでないという研究があり結論が出ていません．最近，咳嗽の cough hypersensitivity syndrome といった，神経が過敏となって咳嗽が止まらないという概念が提唱されてきていることを前述しましたが，電磁波はもしかしたら神経細胞に障害を与えて，咳嗽を起こす手助けをしているのかもしれません．

文　献

1) 阪部　貢，ほか：神経系への影響：生体と電磁波，丸善出版，東京，pp75-91, 2012

第 11 章 困ったときの漢方治療

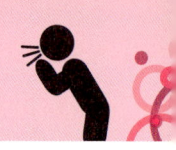

基本のエッセンス

- 西洋医学的に確定診断名がなくても，東洋医学的診察で治療することができる．
- 陰陽五行説，「気・血・水」，「虚証，実証」を理解し，問診，腹診，舌診，脈診などを駆使して患者の病態を把握する．
- 遷延性咳嗽は六病位では小陽病期「胸内型」の病態のことが多い．
- 軽症の咳喘息，アレルギー性鼻炎に伴う咳嗽は漢方薬の適応である．

治療のポイント

- 西洋薬が副作用のため使用できない場合には，漢方治療を考慮する．
- 感冒後の遷延性咳嗽の漢方治療は，虚証に用いる麦門冬湯を中心に，虚証，虚実間証，虚証に分けて処方する．

1 プライマリ・ケアでは漢方もうまく使おう

　現在，医師の多くが何らかの形で漢方薬を使用していますが，西洋医学での「病名治療」に慣れている医師にとって，東洋医学の「随証治療」は理解しがたいところもあります．東洋医学的な参考書は巷に溢れていますので，詳細はそちらをご参照いただきたいと思います．東洋医学の古典における「咳嗽」の疾患概念と現代における「咳嗽」のそれとは変化してきているため，

そのままの解釈では使用できないものがあり，今後の検討が望まれます．

呼吸器アレルギー領域の病気を考えるにあたって，**図1**に示したような古代中国の思想に端を発した陰陽五行説の考えが必要です．万物は木（もく）・火（か）・土（ど）・金（ごん）・水（すい）の5つの因子から成り立ち，それぞれが促進または抑制に関与して調和を保つというものです．昔の中国人の知恵で，自然現象を説明する疑似科学的・信仰的なものと考えられています．漢方ではこの陰陽五行説を言い換え，木を肝（かん），火を心（しん），土を脾（ひ）（＝胃のこと），金を肺（はい），水を腎（じん）と当てはめて診断・処方を考えています．たとえば「腎が健康で，肝が良くなれば，心も改善する」，「怒り（肝）は精神活動（心）を活発にするが，食欲を低下させ消化を抑える（脾）ので結局消耗する」というもので，経験則に基づくものもあり，なぜこの病態にこの処方なのかを理解するのに役立ちます．たとえば，脾と腎が虚した場合の処方を**表1**に提示します．

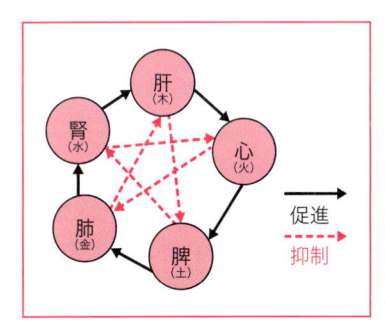

図1 陰陽五行説による相性と相克
先天の気は腎に貯蔵されている．後天の気は，天の気は肺（呼吸）から，地の気は脾（食事）から補給される．呼吸器の病気には基本として，気が減少する気虚が根底にある．

表1 脾と腎が虚した場合の処方

■脾虚（胃腸系が弱い）
・後天の気（日々補充するエネルギー）が消化管から入ってこない
・典型処方：補中益気湯，六君子湯
・症状：体重減少，食欲不振，胃部症状，脈の緊張の低下，うつ状態
■腎虚（足腰が冷える）
・先天の気（生まれつきもっているエネルギー）が減少し，加齢とともに腎の気が衰えた状態
・典型処方：八味地黄丸
・症状：下肢のしびれ，脱力，ほてり，冷え，夜間頻尿，下腹部の知覚鈍麻

次に「気・血・水」の考えについて説明しますと，漢方薬投与に役立つ仮想的生理因子であり，「気」は人を生き生きした状態に保つエネルギーであり生命活動の根源であるとされています．「血」はその名のとおり血液のことで，循環が滞ると瘀血（おけつ）となり頭痛，肩こりなどが起きます．「水」は血液以外の体液を指し，水毒が起こるとむくみやめまいなどが起きます．呼吸器アレルギー疾患の多くでは「気」が重要です．表2にそれぞれ「気」の状態による漢方処方の一例を記載しました．

　最後に「虚実」という考えですが，漢方では証（しょう）を見極め処方しますが，証は大きく「実証」と「虚証」に分けられます．「実証」の人とは体質が強く闘病反応が激しい人を指し，「虚証」の人とは体質が弱く闘病反応も弱い人を指します．「実証」の患者さんには病気を強く攻撃するような

豆知識　「証」とはどのようなものか？

　多くの和漢薬の教科書にその定義が多種類掲載されていますが，同じものはありません．たとえばある教科書には，「証とはある病的状態に際して出現する，複数の症状の統一概念」あるいは「証とは患者が現時点でもっている症状を，気血水，陰陽，虚実，寒熱，表裏，五臓，六病位などの基本概念を通して認識し，さらに病態の特異性を示す症候をとらえた結果を総合して得られる診断であり，治療の指示である」と書かれています．証は一人の患者に恒常的に存在するものではなく，生体とその外来因子の絡み合いによって刻々と変化するものです．臨床現場では陰陽虚実を先に判定して，生薬や処方の「証」を決め，その処方を用いて結果的に有効であったときに「証」が決定されます．陰陽虚実とは，陽は"熱のある状態"で治療は身体を冷やす生薬である黄連や石膏が治療薬，陰は"冷えている状態"で治療は身体を温める生薬である乾姜や附子が治療薬，実は"闘病反応の強い状態"で攻撃的な治療が必要なため麻黄や桂枝を用い，虚は"闘病反応が弱い状態"で体力を補う治療が必要なため人参を用いるというものです．

表2 「気」の異常

気虚	気の量に不足を生じた病態．気力がなく疲れやすい，だるい 　典型処方：補中益気湯，人参湯，六君子湯，小建中湯
気鬱	気の循環に停滞をきたした病態．のどに物がへばりついた感じ，胸の詰まった感じ，抑うつ傾向，頭重感 　典型処方：半夏厚朴湯，香蘇散，柴胡加竜骨牡蛎湯
気逆	気の循環の失調であり，身体中心部から末梢へ，上半身から下半身へ巡るべき気が逆流．四肢の冷え，のぼせ，動悸，驚きやすい 　典型処方：苓桂朮甘湯，苓桂甘棗湯，黄連湯 　（桂枝と甘草で「気」を下向きに治す）

「麻黄」を使って治療しますが，「虚証」の患者さんには優しく体力を補い助ける「補剤」を用いて治療します．この「補剤」を用いた治療こそ漢方薬の独壇場になります．

② 西洋薬と異なり病名がわからなくても力を発揮

　咳嗽治療において，西洋薬は診断によりピンポイントに使用されますが，漢方薬には悪いところのみでなく身体全体をよくする働きがあります．たとえばアレルギー性鼻炎・副鼻腔炎・咽喉頭炎と軽度の咳喘息と胃食道逆流症（GERD）を合併した場合，西洋薬ですとそれぞれの疾患に合わせて6種類以上の処方をしなければならないこともあります．しかし漢方ならば小青竜湯と六君子湯の2剤で咳嗽の症状を改善させるのみでなく，食欲を旺盛にして感冒にかかりにくくするなどの効果も期待できます．また，**病名がつかなくても，1つ1つの症状を問診，視診，腹診，舌診でとり，当てはまる処方をすると咳嗽が治る**という奇跡的なことも起こります．図2に感冒後の長引く咳嗽に効果のある麦門冬湯を基礎治療薬として，それぞれの患者さんの特徴ごとにもう1つ漢方薬を追加する併用療法の例を示しましたので，試してみるのも1つの方法です．この場合，筆者は**生薬である甘草の1日投与量が5gを超えないように処方しています．なぜなら長期に処方すると**

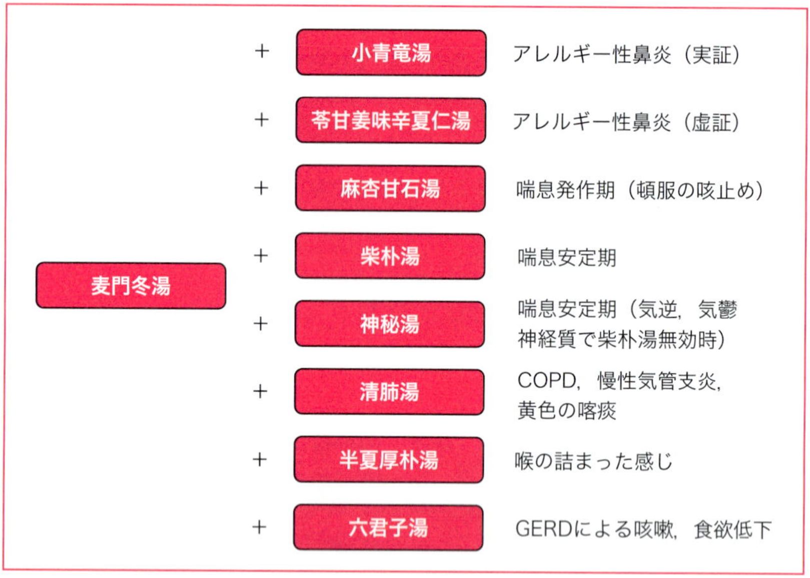

```
麦門冬湯 + 小青竜湯      アレルギー性鼻炎（実証）
       + 苓甘姜味辛夏仁湯  アレルギー性鼻炎（虚証）
       + 麻杏甘石湯      喘息発作期（頓服の咳止め）
       + 柴朴湯         喘息安定期
       + 神秘湯         喘息安定期（気逆，気鬱
                       神経質で柴朴湯無効時）
       + 清肺湯         COPD，慢性気管支炎，
                       黄色の喀痰
       + 半夏厚朴湯      喉の詰まった感じ
       + 六君子湯       GERDによる咳嗽，食欲低下
```

図2 咳嗽に対する麦門冬湯との併用療法の例

偽アルドステロン症となり，低カリウム血症を呈することになるからです．

　咳喘息による咳嗽の患者さんで，さまざまな副作用のため気管支拡張薬（β_2刺激薬，テオフィリン）や吸入ステロイド（ICS）およびICS/長時間作用性β_2刺激薬（LABA）が使用できない場合は漢方薬に頼ります．

　麻杏甘石湯には4つの生薬が混合されています．うち麻黄と甘草には気管支拡張作用と鎮咳作用が，石膏には肺熱をはじめとする身体内部の熱を冷ます効果が，杏仁には去痰・鎮咳の効果があり，これら4つの混合薬である麻杏甘石湯は肺に熱がある急性気管支炎や軽度の喘息発作に効果がみられます．ちなみに麻杏甘石湯に鎮咳作用のある桑白皮を加えたのは五虎湯です．

> **症例1　西洋薬に副作用の出る症例（20歳代，男性）**
>
> 非喫煙者．咳喘息の既往あり．約10日前に発熱を伴う感冒症状があり，市販薬で症状が治まったが，その後淡い黄色の喀痰と軽度の咳嗽が現れ，夜間から早朝に喘鳴と呼吸困難のため覚醒するようになり来院．半年位前にも同様なことがあり咳喘息と診断され，貼付型LABA（ホクナリン® テープ）とICSを投与されました．当時，咳嗽はすぐに治まりましたが口内炎と動悸がひどかったため，同じ薬は避けたいとの希望でした．やや赤ら顔で，身体の中が熱い感じがして，発汗と口渇があり，舌にはわずかに白苔がみられました．実証と判断し，麻杏甘石湯を単独処方したところ2，3日で改善し，7日間で治まりました．西洋医学的には，感冒をきっかけに咳喘息が再発した症例と思われます．東洋医学的には口渇があって身体の奥に熱感があるものは裏熱，淡い黄色の喀痰と咳嗽は肺熱と考えます．

③ 咳喘息・アレルギー性の病態からの漢方治療の考え方

　喘息の東洋医学的病態は「水毒」と「瘀血」です．中国伝統医学の原点では喘息のおもな病態は「伏痰」で，これは胸の奥深い「膈」という部分に長年たまっている痰を指すそうです．伏痰は発作のないときには潜伏して姿を現しませんが，発作が起こると喀痰となって現れるというもので，西洋医学の最新の病態からもある程度納得できます．**重症発作ではエピネフリン，ステロイド薬など西洋医学的な治療が必須です**が，軽度の喘息発作や咳喘息では小青竜湯，麻杏甘石湯，麻黄湯，五虎湯を用い，慢性期には柴朴湯を用い，咳が強い場合には麦門冬湯も併用することがあります（図2）．小青竜湯は，肺熱の状態は軽度で心窩部に「水滞」のあるものに用いますが，喘息

の場合には小青竜湯と麻杏甘石湯を併用することがあります．これは西洋医学的には，アレルギー性鼻炎を合併した喘息に用いると考えると理解しやすいです．

また，アレルギー性鼻炎に伴う咳嗽では「水滞」が病態として考えられます．**水滞に対しては小青竜湯がもっともよく用いられています**がその大きな理由は，

> ①西洋薬で頻用されるH₁受容体拮抗薬には眠気の副作用があるが，小青竜湯には麻黄が入っているため眠気がほとんど起こらない．
> ②他の漢方薬と異なり効果に即効性がある（投与後30分程度）．

の2点だと思います．しかし麻黄が入っているため，「実証」では使用可能ですが，**冷え性で胃腸虚弱体質で脈診が弱の「虚証」では副作用のため使用できないので，代わりに苓甘姜味辛夏仁湯を用います．**

④ 感冒治癒後に残存する咳嗽

感冒治癒後に咳嗽が残存するいわゆる遷延性・慢性咳嗽は，東洋医学の考え方では，病気を経過により6つの病期に分けて考える「六病位」における最初から2番目の「小陽病期」に当たるものです．

> ■「小陽病期」の病態の特徴
> ①胸内型：気管支炎，肺炎，気管支喘息，心不全，洞不全症候群
> ②心下痞鞕型：心窩部の圧痛・不快感と腹筋の筋性防御，悪心，嘔吐，胸やけ
> ③胸脇苦満型：右季肋部の圧痛（肝疾患に多い）

咳嗽に関与するのは「胸内型」が多いですが，「胸脇苦満型」もあります．

表3に処方例を提示します．

また，感冒後に継続する湿性咳嗽には**慢性副鼻腔炎や副鼻腔気管支症候群**がありますが，マクロライド系抗菌薬が副作用で使用できない場合や長期投与による耐性菌発生の問題がある場合には表4に示す漢方薬で代用することもできます．

表3　感冒後の遷延性咳嗽の漢方治療（小陽病期「胸内型」～「胸脇苦満型」の咳嗽治療）

	症状	処方
実証	喘鳴，口渇，胸内苦悶感，心不全徴候，水滞	木防已湯
	自然発汗あり，口渇，粘稠な痰	五虎湯
	自然発汗あり，口渇，身体の奥の熱感	麻杏甘石湯
	胸痛，発熱，季肋下部の抵抗と圧痛	柴陥湯
	喘鳴，発熱，軽度の胸脇苦満	神秘湯
虚実間証	喘鳴，精神不安，咽喉頭異常感・閉塞感	柴朴湯
	粘稠性膿性～黄色喀痰，息切れ，微熱	清肺湯
	咳嗽は軽度，咽喉頭閉塞感，不安感	半夏厚朴湯
虚証	気道の乾燥，空咳，咽頭絞扼感	麦門冬湯
	胸脇苦満，頭痛，関節痛，食欲不振	柴胡桂枝湯
	胸脇苦満，下肢の冷え，神経過敏，気逆	柴胡桂枝乾姜湯

表4　慢性副鼻腔炎，副鼻腔気管支症候群による咳嗽の漢方治療

1. 葛根湯加川芎辛夷（実証）
中等症の化膿体質には十味敗毒湯を投与し，膿性の場合には麻黄剤を併用（合方）する
2. 小柴胡湯＋辛夷清肺湯（多回手術症例）
3. 麻黄附子細辛湯（虚証）

索引

和文

あ
アトピー咳嗽　17, 39
アレルギー性咽喉頭炎　14, 16, 74
アレルギー性鼻炎　14, 16, 74
アレルギー性副鼻腔炎　14, 74

い，え
一過性チック障害　145
咽頭後壁の所見パターン　76
咽頭痛　54, 55
インフルエンザ桿菌　22
陰陽五行説　163
エンドトキシン　151

か
加圧噴霧式定量吸入器（pMDI）　63, 64, 65
咳嗽
　アトピー――　17, 39
　乾性――　20
　感染後――　31, 33
　感染性――　32, 33
　　活動性――　――　31, 33
　急性――　2, 28
　降圧薬による――　48
　湿性――　20, 22
　習慣性――　137, 145
　就寝前後の――　14
　職業性――　147, 148
　心因性――　19, 25, 137
　身体的――　137, 145, 146
　遷延性――　2
　――治療薬　31
　――の好発時間（帯）　13, 14, 15
　――の持続時間　25
　――の症状持続期間　3
　――の誘発因子　56
　発作性――　77
　慢性――　2, 25, 26
　夜間――　15
化学物質過敏症　156, 157
喀痰の色　22
活動性感染性咳嗽　31, 33
花粉　37
　――症　39
　――飛散時期の咳嗽　37
乾性咳嗽　20
感染後咳嗽　31, 33
感染性咳嗽　32, 33
感冒　30
漢方治療　162

き
気管支結核　116
　――の診断　119
気道可逆性試験　59
気道過敏性の亢進　104
気道内異物　25
気道平滑筋　71
吸気性呼吸困難　42
急性咳嗽　2, 28
急性上気道炎　31
急性副鼻腔炎　86
嗅裂閉鎖　82
虚証　164

け，こ
結核　26
原発性線毛運動機能不全症　110
降圧薬による咳嗽　48
構音障害　69

口腔内カンジダ　70
黄砂　126, 130
好酸球性副鼻腔炎　80, 81
コールセンター　152
呼気性呼吸困難　42
呼吸困難　42

さ

細菌性鼻炎　85
細菌性副鼻腔炎　22, 85, 86
嗄声　69
酸性霧　126, 127, 131

し

シックハウス症候群（シックビルディング症候群）　157
実証　164
湿性咳嗽　20, 22
自閉症　144
シムビコート®　66
習慣性咳嗽　137, 145
重症マイコプラズマ肺炎　101
修正 MRC（mMRC）質問票　43
証　164
小葉中心性粒状陰影　99
職業性咳嗽　147, 148
　——の診断　148
シラカバ花粉症　37
シルエットサイン陰性　99
心因性咳嗽　19, 25, 137
　——の診断　141
　——の治療　142
　——の病態　141
真菌性副鼻腔炎　87
振戦　69
身体的咳嗽　137, 145, 146
診断的治療　21

せ，そ

咳喘息　14, 40, 41, 57, 58
　——の初期治療　72
咳優位型喘息　60
遷延性咳嗽　2

喘息　14, 16, 40
　——管理　28
　——長期管理　27
ソフトミスト吸入器　63

ち〜と

チック障害　145
電磁波過敏症　156, 160
動悸　69
ドライパウダー吸入器（DPI）　63, 64, 65

に，ね

二峰性の発熱　22
ネブライザー　63

は，ひ

肺炎球菌　22
バイオエアロゾル　129
鼻茸（ポリープ）　82, 83
鼻炎
　アレルギー性——　14, 16, 74
　細菌性——　85
　慢性——　46
びまん性汎細気管支炎（DPB）　110
百日咳　20, 26, 89, 90
　——，症状　91
　——，診断　92

ふ，ほ

腹圧性尿失禁　155
副鼻腔炎　26
　アレルギー性——　14, 74
　急性——　86
　好酸球性——　80, 81
　細菌性——　22, 85, 86
　真菌性——　87
　慢性——　46, 86, 87, 107
副鼻腔気管支症候群（SBS）　20, 25, 106, 110
プライムチェック® マイコプラズマ抗原キット　98
プロラスト Myco®　99

索引　(171)

発作性咳嗽　77
ホルムアルデヒド　157

ま

マイコプラズマ細気管支炎　105
マイコプラズマ肺炎　20, 21, 96
　　──の診断法　98
マクロライド少量持続療法　22
マクロライド耐性マイコプラズマ菌　100
慢性咳嗽　2, 25, 26
慢性気管支炎　26
慢性鼻炎　46
慢性副鼻腔炎　46, 86, 87, 107

も

モラキセラ・カタラーリス　22
問診　10
　　──用カルテ　10, 11, 12

や

夜間咳嗽の好発時間　15
夜間喘息　16
薬剤性間質性肺炎　43, 44

ら，り

ライノウイルス　22, 30
リボテスト® マイコプラズマ　98

欧　文

Asperger 症候群　143
A 群溶連菌　55
COPD　25
COPD assessment test（CAT）質問票　43, 45
cough hypersensitivity syndrome　61, 161
diffuse panbronchiolitis（DPB）　110
DPI　63, 64, 65
F スケール　35, 36
GERD　18, 20, 34
GINA2014　28
habit cough　137, 145
ICS　64, 65
ICS/LABA　64, 65
LAMA　65
Mycobacterium avium complex（MAC）　47, 111
N95 マスク　62, 109
organic dust toxic syndrome（ODTS）　151
PM2.5　4, 126, 129
　　──による呼吸器系健康被害　130
pMDI　63, 64, 65
psychogenic cough　137
PT-IgG 抗体価　94
sinobronchial syndrome（SBS）　20, 25, 106, 110
SMART 療法　66
SMI　65
somatic cough　137, 145, 146
Tourette 症候群　145
upper airway cough syndrome（UACS）　17

著者紹介

田中 裕士 　(たなか ひろし)

1957 年	北海道小樽市生まれ
1976 年	小樽潮陵高校卒業
1983 年	札幌医科大学医学部卒業
1983 〜 2011 年	札幌医科大学医学部呼吸器・アレルギー内科
1987 年	函館市立病院呼吸器科
1990 年	市立釧路総合病院呼吸器科
1991 年	札幌南一条病院呼吸器内科
1992 年	札幌医科大学医学部呼吸器・アレルギー内科助手
1997 年	同　講師
2005 年	同　助教授
2007 年	同　准教授
2011 〜 2012 年	日本呼吸器学会『咳嗽に関するガイドライン第 2 版』作成委員
2011 年	医療法人社団潮陵会 医大前南 4 条内科院長
2012 年	NPO 法人札幌せき・ぜんそく・アレルギーセンター理事長
2013 年	医療法人社団潮陵会理事長
	現在に至る

プライマリ・ケアの現場でもう困らない！
止まらない"せき"の診かた

2016 年 9 月 10 日　発行

著　者　田中裕士
発行者　小立鉦彦
発行所　株式会社　南　江　堂
〒113-8410 東京都文京区本郷三丁目 42 番 6 号
☎(出版)03-3811-7236　(営業)03-3811-7239
ホームページ　http://www.nankodo.co.jp/

印刷・製本　小宮山印刷工業
表紙イラスト　上杉忠弘

How to Diagnose and Treat of Refractory Cough in Primary Care
Ⓒ Nankodo Co., Ltd., 2016

定価は表紙に表示してあります．　　　　　　　　　　　　　Printed and Bound in Japan
落丁・乱丁の場合はお取り替えいたします．　　　　　　　　ISBN978-4-524-25977-9

本書の無断複写を禁じます．
JCOPY 〈(社)出版者著作権管理機構　委託出版物〉
本書の無断複写は，著作権法上での例外を除き，禁じられています．複写される場合は，そのつど事前に，(社)出版者著作権管理機構(TEL 03-3513-6969，FAX 03-3513-6979，e-mail: info@jcopy.or.jp)の許諾を得てください．

本書をスキャン，デジタルデータ化するなどの複製を無許諾で行う行為は，著作権法上での限られた例外(「私的使用のための複製」など)を除き禁じられています．大学，病院，企業などにおいて，内部的に業務上使用する目的で上記の行為を行うことは私的使用には該当せず違法です．また私的使用のためであっても，代行業者等の第三者に依頼して上記の行為を行うことは違法です．

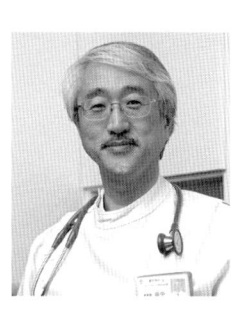